ORIGINAL POINT PSYCHOLOGY | 沉心理

U0343325

清醒地睡
Conscious Sleeping

[美] 杨定一 / 著

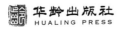

华龄出版社
HUALING PRESS

图书在版编目（CIP）数据

清醒地睡 / (美) 杨定一著 . — 北京：华龄出版社，
2022.7

ISBN 978-7-5169-2301-6

Ⅰ.①清… Ⅱ.①杨… Ⅲ.①睡眠—普及读物 Ⅳ.
① R338.63-49

中国版本图书馆 CIP 数据核字 (2022) 第 110455 号

北京市版权局著作权合同登记号 图字：01-2022-2592 号

策划编辑 颉腾文化

责任编辑 貌晓星 董 巍   **责任印制** 李未圻

书　　名 清醒地睡

作　　者 [美] 杨定一

出　　版
　　　　 华龄出版社
发　　行 HUALING PRESS

社　　址 北京市东城区安定门外大街甲 57 号　邮　编 100011

发　　行 （010）58122255　　　　　　　　传　真 （010）84049572

承　　印 文畅阁印刷有限公司

版　　次 2022 年 10 月第 1 版　　　　　　印　次 2022 年 10 月第 1 次印刷

规　　格 889mm×1194mm　　　　　　　　开　本 1/32

印　　张 5.5　　　　　　　　　　　　　字　数 73 千字

书　　号 978-7-5169-2301-6

定　　价 59.00 元

序

我想，当你看到这个书名《清醒地睡》时，可能会认为作者糊涂了——睡眠本来就应该好好地睡，如果清醒了，不是反而睡不着吗？而且，之前写《好睡》完全在帮助我们好好地睡、深沉地睡，怎么一下子又要转成清醒地睡？

其实，我一向把睡眠当作修行最宝贵的工具，也把握各式各样的场合不断强调这个观念。然而，它是怎样的工具？——是作为理解的桥梁，同时也可以作为练习（*sādhanā*）。

相信你还记得，我从《真原医》开始，希望你我得到身心的健康，可以透过各式各样的措施和练习，回复身心的平衡。同时，我又不断地强调，恢复身心健康，最多只是帮我们自己"买"一点时间，去投入意识更高的层面。最终的目标，其实是把真正的自己找回来，这才是真正的身心健康。

几十年来，我不断地强调"真原医"的精神，更鼓励生病的朋友要做一个"最好的真原病人"——无论什么疾病，即使到了末期，仍然要做一个感恩、友善、正向的病人，将身心的痛苦当作生命转变最大的机会。

谈睡眠，从我的角度来看，也是一样的。

首先，我在《好睡》透过各式各样的领域，包括最先进的科学、心理学与医学，来帮助你我了解睡眠。我也分享了各种调整睡眠的工具，希望能帮助你我调理失眠的问题，减轻身心的负担。透过这样的准备，让我们有机会掌握《清醒地睡》这本书的重点——进一步把握人生仅剩的光阴，将睡眠的障碍转成修行的大机会，而且把它当作我们最宝贵、最有效率的练习。

《清醒地睡》这本书所谈的，包括许多练习，我相信会是你在别的地方找不到的。尽管这些分享最多也只是反映我个人这几十年的一点体验，然而，我敢保证，它绝对不离古今圣人在各种经典里的分享，而且，我在这本书中所谈的一切，你完全可以拿自己做实验，踏踏实实而点点滴滴地去亲自验证。

我们这一生，也许有 1/4 ~ 1/3 的时间（有些人甚至是一半的时间）会落在睡眠上。假如我们能懂得把这一部分的时间作为意识转变的工具，可以想见，对个人的生命可能产生多么大的作用。

接下来，但愿我们以最诚恳、谦虚、开放的心，一同面对这本书透过睡眠这个主题想传达的一些观念，而能彻底在这一生完成一个段落。

假如可以达到这个目标，我也能衷心为你我感到喜悦。

最后，要补充一点。我写《清醒地睡》这本书时，是假设读者已经接触过"全部生命系列"所有的书籍、音声作品和读书会视频。这样的读者，除了理论上的探讨，还做了妥当的练习，也就是被我过去称为"比较成熟的修行者"。

会做这样的假设，是因为我在这部作品中要非常直接、相当犀利地切入，而不再将篇幅耗费在词汇的解释和定义上。

这一本《清醒地睡》，正因为是"全部生命系列"走到这里才写的，深度和角度会完全不同。即使表面看来，你会觉得有些字眼相当熟悉，但只要读下去，自然会发现其内容和深度完全不一样，已经是在一个整合的层面。

我指的整合，最多是把过去一点一滴建立起来的观念基础扩大，甚至推翻。希望你我能透过这些观念，真正一步一步走到——没有、在、心、一体，而最终还要打破这些观念。到最后，一点观念都留不下来。只有这样子，一个人没有任何观念才可以自由，可以真正解脱。

假如还留下一点点观念，那么，你我还是在人间打转。因此我才希望透过"全部生命系列"的作品，陪着你走到最后把全部观念都打破。

　　说到这里，相信你已经可以体会到这一层用意。至于没有接触过"全部生命系列"作品的朋友，我还是建议你回头从前面的作品开始读。否则，可能不只是读不懂这本书真正想表达的意义，甚至，也许就这么错失了从睡眠——人生一堂重大的功课，转变生命的机会。

　　这一点，以我个人的看法，是再可惜不过了。

目录

睡眠
——从"全部生命系列"的角度来看

"全部生命系列"的所有作品，想表达的最多也只是我们有一个完整的意识谱。然而，这个意识谱除了我们在人间可以体会到的一切之外，还有一个部分，我称之为绝对、无限、一体、本性、心、在、永恒。

这一部分，其实远远比我们可以从这个人生所体会的一切都更大，甚至应该说是不成比例的广大。

有多么不成比例？我之前常用这样的比喻——我们在人间、人生的全部经历，跟绝对相比，可能不到兆分之一。

遗憾的是，对我们一般人来说，这一生全部的注意力，都锁定在这不到兆分之一的一小部分。这一小部分，用下页图圆形里的白线来表达，都还太多。而且，我们竟然会把生命最主要的部分（就像这张图的圆形，然而，其实应该称为全部）完全忽略，还认为这最主要的部分是没有或是不可能的。

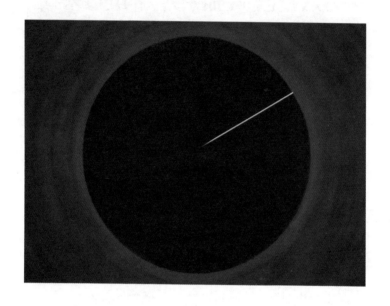

透过"全部生命系列"的作品，我不断在表达——和我们所认为的相反，不光有"一体"，而且这是我们此生可以毫不费力就活出来的。不光你我可以活出一体，其实每一个人都可能，而且是早晚的事。

只是，对大部分人而言，不见得在这一生可以活出一体。之所以不是在这一生活出来，也只是因为我们已经认定自己不可能。我们不敢相信自己能够不费力就把真正的身份找回来，甚至更不可能相信——我们不光含着自己生生世世想找的答案，其实，我们就是它。

我们就是一体。除了一体之外，什么都没有。

其他，如果还有其他，不光是不成比例的小，最多也只像个影子，重叠在一体之上。这个影子，就像沙漠里的海市蜃楼，怎么来的？又会去哪里？它其实没有一个根源，没有所从生的因地（causal ground）。

这浮光掠影的部分，最多只是勉强延续自己。延续自己的机制，最多也只是因—果和业力。然而，因—果和业力，正是我们自己的头脑制造出来的。因—果制造我们的头脑，而我们的头脑延续因—果的机制。因—果和头脑，其实是一体两面。没想到，我们就是在这个虚的框架里，这么活上一辈子。

之前在《全部的你》中，我已经开始介绍 *turiya*，也就是所谓的"第四意识状态"——除了我们平常醒着、做梦或深睡无梦三种意识状态之外，还有一个"第四状态"，而我称之为醒觉。

我将这第四个状态，当作我们这一生最高的目标。不光如此，还进一步称之为是人类演化最终的目的地。

其实，醒觉的意识状态，不光是人类早晚的命运，更应该说是我们生出来就有的权利。醒觉，是我们的本质。我们本来就是它，也从来没有离开过它。它，是否定不了的。

也因为如此，我才那么大胆地透过"全部生命系列"各式各样的作品，邀请你我一再地回到它。让我们一步一步地，从在人间学到的种种"有"或"做"，回到"在"或"心"。

在这些作品中，我用各式各样的方法来表达——我们的意识，其实有两个主要的轨道。一个轨道，是透过头脑的逻辑可以掌控，本身是局限和相对，是透过不断的比较（而且是样样都要比较）所得到的。另一个轨道是绝对的存在，并不是透过比较可以理解、可以观察到。这个绝对的轨道，其实就是醒觉。也就是前面所讲的，远远比人间相对轨道更大的意识。

不过，称醒觉是另一个意识轨道，这种说法最多也只能当作比喻。或许一个比较贴切的表达，就像一开始的图所画的——绝对、醒觉的意识，其实占了99.9999999999%，而相对的部分，就像前面提过的，最多不到兆分之一。

到这里，你可能也已经发现，就连这种表达也还是一种比喻。无限（我们有时候称为无限大或无限小）其实是不允许用大小来衡量的。无限和局限不可能拿来比较。一个东西是绝对，就没有其他东西可以和它相提并论。我前面用大小的比喻，最多也只是让我们的头脑可以抓点东西。要不然，头脑是不可能理解绝对和无限的。

讲个更透彻，连这兆分之一的一点还是离不开绝对，甚至，随时都含着绝对。反过来也可以说，绝对含着一切，包括人间的轨道、相对的意识。

我知道，我这么表达所带出一个矛盾是头脑（相对意识的代表）绝对听不懂的。但是，我认为有必要这么直接表达来修正这个常见的误解——认为自己透过在相对层面不断地累积理解、体会、学习……就可以延伸到绝对。

其实，这是不可能的。

我们最多只能活出它，而要活出它，最多也只是把我们的注意力交回到绝对，臣服到绝对。最多只是透过自在，活出它。我们在每一个瞬间，随时都承认——其实我们就是它，而不是这个身心所带来的局限。

我在作品中，也把绝对称为一体或全部，而且，我不断地强调，它不是透过我们的想、体验、觉察或任何感官与想象可以去掌控的。它没办法被捕捉，也不是透过我们的头脑可以觉察到的。我甚至提出，并没有一个特殊的东西叫作第四意识状态或 *turiya*。

我才会在《时间的陷阱》和之后的作品中特别提醒——它不光是不费力，在我们每一种意识状态（包括醒着、做梦、无梦的深睡）都存在，而且是唯一一个自己足以支持自己、自己证明自己、自己完成自己的存在。它本身，就是永恒。

没有人想到，其实它是我们这一生唯一一个没有生过、没有死过的永恒，不受人间任何变化的影响，而可以称为真实。

一天 24 小时，我们当然随时可以找到它。

它，是不可能改变的。

我们平常清醒的状况下，它在。

接下来，我们睡觉、做梦都在。

更不用讲，无梦的深睡中，它一样随时都存在。

它随时在，问题只是我们知不知道。

从我的角度来看，我们当然是不知道。毕竟，如果我们真的知道，自然会把"全部生命系列"所谈的视为理所当然。接下来，我们不会再去费力多分析、多解释、还想多说明。

有意思的是，我们在无梦深睡中没有念头，也没有主体去抓一个客体。我们只有醒来后，才浮出了"我"，才有一个主体去抓客体，而有了念头。从这个角度来看，这个醒着才有的"我"并不是一个随时、永恒、稳定的存在，它只是一个虚的架构，却占据了我们绝大多数的注意力。

我会把睡眠当作一个修行的工具，也就是因为我们一般认为睡眠和醒着是完全不同的状态，而通常将注意力集中在它们的差异上，倒没有想过它们的共同点。假如，我们突然可以体会到这三个状态的共同点，而随时可以住在它，停留在它，也就跟着醒觉过来了。

02
在睡觉中，可能知道吗

禅宗有一个睡觉的故事。

两个修行人，夜里一起住茅棚。一个睡着了，打呼声像雷一样大。另一个在打坐，心里不耐烦"不静坐，只会睡，还打呼！明天还是请他走吧"。好不容易把心静下来，身上又开始发痒。他伸手往衣服里一抓，是两只虱子。再想想，修行人不能杀生。只好把它们放在地上，继续打坐。

第二天一早，打坐的修行人开口了"你睡了一整晚，打呼那么大声！自己不好好修行，还要妨碍我打坐。"睡到打呼的修行人也回怼他："你昨晚打坐，从身上摸出两只虱子，把它们摔到地上。一只腿断了，一只死了。这两只虱子难受得很，吵得不得了。"

古人早就知道，人在睡眠中还可以有意识。像这个禅宗的故事就是想表达，一个人修行达到一个境界，即使在睡觉，对环境还是可以觉察到，并不是完全无知无觉。这种功夫，是我们一般人做不到的。

尽管如此，我必须坦白分享我个人对这种诠释的看法。

最多，我只能说——这个故事和一般人对它的诠释，不光带来误会，甚至是在我们意识转变的过程中，再加上一层不必要的障碍。

我们一般会认为，自己在睡眠中，自然切断了跟这个人间，跟这个世界的知觉。最多，只剩下做梦。到了无梦的深睡，是完全没有境界的状态。然而，我们只要仔细体会就可以发现，这个故事好像是在表达修行的过程会突然得到一种进展。就像是在睡眠中可以觉察到环境、体会到这个世界——例如知道别人抓虱子、听到自己打呼。甚至，让我们认为对这个世界的点点滴滴都要注意到，而把这种体会、觉察和注意当作是一种成就。

我敢大胆地说，假如一个人随时这么做到，就算看起来在睡觉，最多也是在打瞌睡或是半睡半醒，并不是我们一般生理层面的睡眠。

你也许还记得《好睡》里提到，睡眠可以区分成几个相当具体的阶段。确实有一个阶段叫梦，而这个阶段和"快速动眼睡眠"是相关的。此外，也确实有一个深睡的阶段，甚至无梦的深睡。这些状态，我们每个人在每晚的睡眠都可以重复再重复，也可以在睡眠实验室透过脑电图等生理监测工具观察到。

做梦，最多是我们将一天所经过的各种印象，透过记忆从头脑里调出来，再透过梦重新进行排列与整合。这种处理，不只让我们可以重复白天所经过的一切，还可以投射出一些没发生过的经验。睡醒了，我们可能知道自己做了好梦、噩梦或不好不坏的梦。然而，一般情况下，大多数人是不记得梦的。

在睡眠中，有一个阶段是没有梦的深睡。我在《好睡》中也谈过这种深睡对休养生息的重要性。光是从健康的角度来看，深睡可能就是睡眠中最重要的部分，让我们真正休息，身心得到彻底的调整。不过，这方面我不会在这里多谈。最多，我只是想表达无梦深睡确实是最休息的状态。而且，在这个状态没有梦。

　　尽管醒着、做梦、就连无梦深睡都还是头脑的不同状态，还是落在相对意识的范围。我真正要表达的是，我们有一个没有动过的本质，在做梦、无梦深睡、甚至白天清醒的时候都存在。然而，这个本质跟我们在人间有没有各种体验一点都不相关，倒不是透过我们可以观察到一只虱子或环境的变化而成立。无论知不知道自己打呼、别人打呼、夜里的风声、救护车经过、屋顶在漏水、地下室马达在转动……都不等于这个不动的本质。

　　这个不动的本质，跟我们透过五官可以掌控的一切，包括任何可以称为"经验"的印象都不相关。我们所称的经验，也就是由五官的看、听、闻、尝、触，再加上念头，都可以去捕捉再投射出来的。我们在人间可以活出来的各种经验，再怎么丰富，再怎么精彩，跟这个本质全部都不相关。

　　这个本质是永恒，是不生不死，跟我们睡或不睡完全无关。它随时在，只是我们平常不知道，才有那么多话可谈。

但是，我这么讲，一般人可能听不懂，也没有一个切入点去掌控或体会，更不用讲住在它，停留在它。

　　换个方式来说，在无梦的深睡中，我们头脑的作用没有任何起伏。那个时候，反而是一种接近醒觉的状态，只是我们自己不知道。想想，一年三百六十五天，一个晚上也许好几次，就这样被我们随时错过了。

　　假如知道，我们也就轻轻松松醒过来了。

　　谁知道？或知道什么？——这两个问题，本身也可以成为我们最好的修行、最好的练习。

　　我在这里大胆地说，知道的人不是小我。醒觉、绝对，不是这个肉体的身心可以知道的。肉体和身心所知道的一切，都离不开小我，离不开一种相对、局限的意识。

　　假如有一个体可以知道，我们最多只能勉强说，这个体，是一体。是一体知道，知道什么呢？知道自己——自己的在、自己的存有、自己的永恒、自己的完美、自己的在·觉·乐。

　　这个知道，倒不是透过人间任何觉察的能力来知道，当然也没办法透过人类体验的语言来做任何分享。

我最多用Self-Realization或Realization of Self来表达，也就是真正地自己领悟到自己，真我领悟到真我，倒不是小我去领悟到什么。比较正确的表达，其实这个真正的自己或真我也不需要去领悟到什么，甚至也没有什么是自己需要去领悟的。它最多只是存在，而我们要跟它接轨（一般人称为领悟或开悟）最多也只是自在，倒不是从小我延伸出来的"动"或"想"可以取得。

我才会说，醒觉是一个颠倒或反复的观念。

我们在这个世界，从出生到现在到离开，可以体会到或可以表达出来的一切，都是站在人间的"有""做""想""动"的角度在看。然而，这个相对的小范围，本身是封闭的，也跳不出自己所建立的边界条件。无论我再怎么解释醒觉，都不可能让头脑突然听懂。

虽然头脑听不懂，但是，我们透过人的聪明还是可以建立一个妥当的基础，并且透过这个基础往内心回转。也就这样子，早晚头脑会让步，让一体自然浮出来，我们也就突然懂了。

睡眠，尤其是无梦深睡的比喻，对我们修行的理解就是有那么大的重要性。

我敢再进一步说，在无梦深睡的状态里，我们的头脑完全在休息。是少了头脑念头的干涉，或说少了这一层不需要的折磨，无梦的深睡对健康和疗愈才会有那么大的作用。

我们在这种状态，不光让身心得到放松和休息，也让自己全部的潜能发挥出来。

相信我这么说，你也自然了解，《清醒地睡》这个书名所指的清醒，和人间一般认为的清醒，一点都不相关。是站在醒觉的清醒，和头脑的知道或不知道一点关系都没有。

我们一般人会认为"清醒"的时候的各种现象、变化和动态，会比较接近醒觉；但是，这是在人间相对范围里的醒觉，倒不是我们在"全部生命系列"所谈的绝对的醒觉。真的要说，没有念头、没有东西可以抓、可以描述的无梦深睡，或许还比较接近醒觉。

怎么说？

我们仔细观察，自然会发现睡觉的人（无论做梦或无梦深睡）和醒来的人非但是同一个人，而且，中间的共同点——我们可以称为本质或本性——是没有变，是同一个。

这个共同点，又是什么？

我们也就自然会发现，在这个无梦深睡的状态下，含着在意识层面简化到最少，甚至是一个没有五官和念头的层面，而这就是意识谱每个角落的共同点。

只是我们一般人不知道或体会不到，而竟然会把注意力摆到动、做、想的层面。我才会把无梦深睡当作这本书的主题，将它作为一个比喻来切入。

03
拿无梦深睡和 *Turiya* 作比较

　　我会拿"醒觉"和"无梦深睡"比较，是因为我们头脑要运作，一定要抓、要取得一个东西或对象。然而，头脑最多也只是透过不断的比较，来取得差异。假如样样都没有差异，其实它也起伏不了。

　　用另一种方式来表达：我们一定要有对立、有阻抗，而接下来才有动机或动态想去克服眼前这个阻力所带来的阻碍，才可能有念头。我之前才会说，念头是透过摩擦（friction）取得的。假如没有对立，其实我们连一个念头都没有。

　　古人早就知道人人都有一个生命场。这个生命场在物质世界要运作，是透过气脉，是意识自然转成气（*prāṇa*），才可以带动这个肉体，或者和肉体产生交会。

我过去也提过，这个生命场的气是透过一种高速度的螺旋在运作。也因为如此，我们所看到的，全部物质从 DNA、蛋白质、花蕾、叶芽、海贝、旋涡、台风、超新星的爆发到星系的诞生，全部离不开螺旋。就好像物质是浓缩的意识或凝结的能量，而在每一个角落随时透露自己的源头——也就是意识，而且是最原始的意识。

　　从古到今，人类一直有这样的知识，把气在肉体进出的门户称为脉轮，而脉轮本身最多也只是一个慢下来的螺旋场。慢到一个地步，自然凝结成肉体。这个生命场在物质世界的运作，是透过"气"不断浮出来，不断地流动，也让我们留下万物生生灭灭的印象。

　　反过来，假如我们的气脉完全畅通，也就是肉体与环境和内心没有任何差异，完全是平等的，那么，也没有"流"（flow）可谈。我们也就稳稳地住在自己随时都有的绝对而永恒的意识层面。我们不要说连一个念头都没有，甚至连这个人生都跟着消失，再也不被这个肉体带来的生死绑住。

　　只是因为我们透过人类文明的发展，不光物质的层面被不断强化，也把生命的根源给颠倒了。后人反而想透过种种身心的练习来强化或集中在气脉的层面，更误以为只要透过姿势或其他的练习打通气脉，也就把真实找回来了。

这种误解，和事实是完全颠倒的。我们竟然会忘记气脉打通或不打通，最多只是一个果，或者更严格地讲，跟真实不真实一点关系都没有。

虽然这么说，前面所讲的理解（有些人会称为领悟），是可以活出来的。而且，"把样样都看成平等"这句话绝对不是一个理论，而是我们可以彻底领悟，随时停留的。这种平等心——没有摩擦，没有对立，没有动的平等心，本来就是我们的本质。我们最多是把头脑挪开，它也就浮出来了。

这种平等心，我在过去也称为大定。

虽然这么讲，头脑还是要抓一点东西才可以懂。就像前面所解释的，因为抓、动、想，本身就是它运作的机制。如果把这些机制放下，头脑的作用也就消失了。为了头脑自己的存续，它当然还是要随时抓一点东西。无论眼前单纯的认知，为各种现象加上一个标签、一个评价，或对未来加上一个投射，这些全都是头脑的运作。

我们没想到自己就有一个无梦深睡的状态，刚刚好不费力，又没有念头。这样的状态，跟我们的认知与抓取是一点都不相关的。只是，要谈最根本、最不费力的本质，这一点反而又是头脑最难理解的。我才需要用无梦深睡来做比喻。

头脑的运作本身一定费力，不可能不费力。头脑的运作，要有个动机，一个起伏，一个动态，一个对立，一点摩擦，一种阻碍，一种差异，一种流才可以作用。要让头脑理解什么是最轻松、最不费力的状态，是绝对不可能的。光是"最轻松、最不费力"这几个字，就已经违反头脑运作的原则，打破支持它自己的机制。

无论我透过"全部生命系列"再怎么解说，对头脑而言，这些话一点都不理性。头脑听不懂，自然产生数不完的悖论，而且，因为头脑不懂，最多只能把它搁到旁边，等着以后或下个瞬间再说。这样一来，我们自然对"全部生命系列"所谈的观念有很深的保留和质疑，认为不可能。

透过头脑，我们一般人也就自己得出结论，认为绝对或无限是这一生活不出来的。如果这是一件连边都沾不到的事，又何必花时间去谈？还不如就将剩下的几十年人生好好在人间告一个段落——取得一点地位，交代什么事情，作出什么贡献，执行什么理想，得到人生种种的意义。我们还是会认为这一切比较重要，也就自然把"全部生命系列"归类到"宗教""灵性""虚无缥缈"或"清谈闲聊"。

我们有一个无梦深睡的状态，从意识层面来看，并不是落在人间的轨道，而是接近绝对和无限。正是这样的状态，才没有梦、没有念头。我才会用无梦深睡当作比喻，说它比较接近醒觉。

我们一般人只有睡得好或休息过来了，事后才知道有这个状态，倒不是可以随时体会到它。也就是站在我们的角度，并没有一个主体在体会无梦深睡。所以，我们还没有醒觉。

直到有一天，我们只剩下主体。甚至，连这么说都不正确，最后只剩下自己——真正的自己。而这真正的自己，是没办法仅用"主体"两个字来描述或表达的。我们最多可以说是一体，是心，是自己。无论在白天清醒的状态或夜里无梦的睡眠，它随时都体会到自己。彻底知道，除了自己，没有其他任何体。这个时候，我们在任何状态，包括无梦深睡，也都是醒觉的。

值得注意的是，就连这些话也最多还是比喻，是让我们的头脑可以抓点什么来比较不同的意识状态。我才会拿无梦深睡这个主题，来做一个说明。

但是，这种比喻一样还是站在我们白天清醒或相对的层面在说话，还是透过"有"看着"在"，从"相对"想要体会到"绝对"，想经由"动"去进入"在"。这严格来说是不可能的。它本身还是费力，还是想透过"动"去取得。

我们真正要体会什么是醒觉（或我透过无梦深睡的比喻想带出来的理解），反而是要把全部念头挪开。一切的观念，都放下。最后剩下的，也就是它。

假如要用无梦深睡来做个比喻，最多只能说，不是透过追加什么，真要勉强讲，是减少了什么。

但是，我担心这些话最多又只可能为你带来矛盾。

04

白天清醒的,
夜里睡着的,都是梦

　　我喜欢用无梦深睡的比喻,是因为它可以带来很清楚的对照。从我个人的角度,无论睡或醒,两个其实都是梦。然而,从我们一般人的体会,似乎只有夜里做的梦才称得上是梦,而我们往往会把白天从人生得到的印象,认为是真的。

　　白天人生的种种印象,从我们的角度还可以得到多重的确认。除了我们自己的主观,还有好多人的"客观"来帮忙验证。比如说,你可以看到一辆车子、一棵树、一个人,其他人也可以看到,甚至动物也好像可以看到。所以,对我们来说它是真的,有一个客观性。

　　我们认为人类和动物都有共同的感官可以取得的共同性,也就这样子巩固了我们所体会的现实。我记得在《全部的你》，用过感官的频率谱来比较不同动物听觉的范围。例如，我们人是 20~20 000 赫兹（每秒振动的次数），而海豚是 75~150 000 赫兹。当时，举这个实例，是在强调生物之间的不同——人类所听到的世界，和狗或海豚是不一样的。有些频率，我们可以听到，动物却听不到。反过来，动物可以听到的，我们却不见得能听到。然而，同一个例子其实含着另一个重点：无论差异多大，人类、动物、植物所能捕捉的频率范围一样是有限的，而且有共同的范围。所以，还是有一个可以共同体会到的现实。

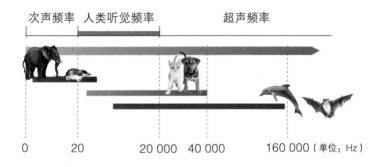

我过去不断提醒，这个"真实"的世界，只要我们像剥洋葱一样一层一层去剥，剥到最后，全部都是资讯。再继续剥，就发现只是信号，本身并没有一个

真正的实质。人类和动物体会的共同点，最多也只是反映人类和动物感官接收的范围都有重叠，在同一个范围里运作，而仿佛有一个整体的共识。这种重叠，带给我们一个真实的印象，让我们感觉好像有一个共同的现实。但是，只要我们观察，把全部的现实解开来，到最后，剩下的还只是资讯。

所谓的现实，最多是一个资讯体，是我们透过各种感官捕捉、整理再加上归纳所得到的。

至于夜里做梦的印象，一般会被认为是梦，因为只有一个人单独在体会，而旁边的人看不到。即使透过生理仪器的监测、从脑波或睡眠时表情的变化，旁人可能知道他有做梦，却不知道他梦到了什么。一个人睡醒了，也知道前面发生的是梦是幻想，最多是过去记忆的重复，也就知道它并不存在。

这是我们一般人的体会。

但是，我们很少去观察，就连白天的印象最多也只是五官取得的资讯，再加上头脑的整合与读取。任何资讯只要再进一步打开，我们最后自然会发现它的根源都是"我"，而且只可能在一个狭窄的范围里运作。

不在这个范围内，资讯也就不存在，更不用讲有什么意思或意义。

直到有一天，我们突然醒觉过来了，会发现就连白天的印象也一样地像一场梦。在其中，我们认为真实的一切，全部是从一个虚的主体"我"点点滴滴投射出来的。就连动物、植物、其他的生命，都可以说是我们梦中的一个演员，同样是梦的一部分。我们只要彻底醒觉过来，动物、植物、包括整个宇宙，也就像梦一样跟着消失。

它们有生命，是因为有"我"。

有"我"，是因为有我们人类的头脑。动物、植物、世界，最多也只是我们透过头脑投射出来的。我们会投射出一个完整的世界、一整套系统、一套演化或聪明的阶层。例如人类之下是动物，然后是植物，再接着是矿物。这本身，也反映了头脑的本事。

但是无论怎么投射，我们会发现，动物接收资讯的范围必须跟我们接近，甚至重叠。如果不是这样子，动物对我们也就失去意义了，也不可能在我们这个世界扮演任何角色。

最不可思议的是，"我"竟然有总策划（master planner）那么大的本事，把样样布局得刚刚好，让每一个角落、每个众生、非众生扮演各自的角色。只有这样，我们才可以把这场梦变得完整，而样样都合情合理。这种完整是最不可思议的，而且让每个人从生到死都跳不出这一场梦。就好像踏进了流沙，愈陷愈深。但是，无论陷得多深，别忘了这个现实是虚拟的，最多是透过头脑整合起来的资讯场。

这场梦根本不存在，我才有把握，每个人都会醒觉过来。

醒觉过来，会发现除了一体之外，什么都没有。

全部，最多只是重叠在一体上的影子。

全部人生的画面，包括"我"，都是从头脑投射出来而重叠在我们真正的自己之上。这个重叠在一体上的影子，本身没有任何根源，怎么来的，不清楚；到哪里去，也不清楚。然而，这个影子，透过头脑的运作、透过因—果带来点点滴滴的连接，使我们在这个时空也就好像有了"我"。而且，在这个"我"之前好像真有一个生命的根源。甚至，"我"走了以后，也好像还可以传承。

但是，假如将这个锁链一路往上游追踪，我们会发现，站在整体，前面什么也没有，后面也没有到哪里。全部，都是虚构的。

全部，全部，就像一场梦。

人生的这场梦，假如我们突然醒觉过来，也不会再去追根究底。最多和我们夜里醒来一样的，知道是一场梦，也不用再做进一步的解释或追究。没有什么东西是真正重要的，好像还需要我们去分析、去分享、去说明。你就算醒过来了，最多也只是承认或承担起自己真正的身份，而不会回头去解释和分析一个错觉。

我认为无梦的深睡是一个理解上的桥梁，让我们体会到睡眠中的梦不存在，而睡眠结束后，我们认为清醒的人生也一样不存在。真正存在的，跟我们想的完全颠倒，完全不同。

有了无梦的深睡，也就带给我们一个指南针，指出了一条路。让我们可以摸到一点边，或者隐约感受到还有一个没办法表达的状态，在等着我们活出来。

05
一体，每天晚上来找你

有许多朋友，尤其是西方人，即使经过几十年专修，一接触到"全部生命"的观念，都会感到震撼，甚至有一种很深的共鸣或领悟。接下来，他自然会回头去整理这一生学习到的观念，修正自己的看法。

在这过程中，他会发现"全部生命"的观念可以帮助整合一切。非但可以作为全部的宗教、灵性、各种法门的桥梁，还可以整合科学、医学、哲学……任何学科，让人间全部的矛盾都消失。

多年来，接触过"全部生命"观念的朋友，都不断鼓励我应该把它带出来，反而是我个人选择不这么做。一是为了避开注意，宁愿低调站在幕后。此外，我也明白，就是分享也没有用。甚至，就算要分享，又要从哪里着手？

一方面，"全部生命"观念简单到一个地步，是没有人可以相信的；也可以说是完整到一个地步，用多少字句都讲不完。它是全相式的，还可以从各式各样的层面来谈。而每一个层面，对头脑都可能造成不同的理解。也就这样子，对一个忙碌而静不下来的头脑来说，不光没有解答生命的问题，还可能带出更多困惑甚至争议。

最可惜的是，这些接触过的朋友，尽管一方面鼓励我，另一方面也多半为自己感到遗憾。他们会认为自己这一生绝对不可能体会到一体或绝对，认为自己不可能领悟、开悟、顿悟或醒觉。

对这些朋友，无论是谁，我也只能给出同一个回答——

其实，你老早就是醒觉的。

醒觉、道、悟，本来就是你的本质，只是自己不知道。

假如彻底随时知道，你就醒过来了。

你不知道，其实每一天晚上，一体都来找你，甚至来祝福你，想把你带回家，希望你承担它。但是，无论它怎么来，包括白天你清醒的时候也随时来找你，你反而不断地拒绝它。

即使你心里明白，无梦的深睡让你最舒服、最休息、最放松、最自在，而且你也随时想得到它。然而，多多少少，接下来，你又会认为它跟真正的自己不相关。这一点，是最不可思议的。

更可惜的是，你想取得的方法和切入的点，全部都是错的。

你可能还在找一个不可思议的经过，一种翻天覆地的体验。也就这样子，永远找不到。

它不是透过任何体验、任何经过可以描述出来。只要我们还有一个体验或观念可谈，其实已经把它盖住，又带来一个不需要的层面。

最有意思的是，每天晚上我们睡着了，不可能没有无梦的深睡。没有它，也就没有我们的生命，更不用谈身体的每一个功能、身心的平衡、疾病的康复，都完全靠无梦的深睡而来。

我们一般都想不到，每一天晚上，透过无梦的深睡，已经在活出我们的一体。唯一的差别是自己不知道，还有一个悟、道、心好谈。

我要再一次强调，千万不要认定自己这一生活不出我们的本质。我们每一天只可能随时把它活出来，因为我们就是它。活出它，最多只是承认它就是我们。

确实，只要我们踏踏实实地去追根究底，也自然会发现——每一个人，这一生其实都可以体会到它，最多只是（就像我以前提过的）跟我们想象的不一样。我才会用无梦的深睡来比喻，让我们反省——自己原本的理解，和悟、道、心完全是两回事。

这些，都是无思的状态，只要我们一用念头去想或表达它，全部又搞错了。但是，如果我们只因为无法表达就认为它不存在，也是错的。我也只好用无梦的深睡当作一个实例来提醒你，每一天晚上都有这种体验，而且不可能没有。只是，你竟然不知道。

这些朋友听到这里都很惊讶，自然不会想再争辩，最多是接着问——要进入这种状况，还需要"做"什么？

听到这个问题，我也只好微笑或叹息，再说明一次——它不是透过"做""动""想"可以活出来的。

所以，我们什么都不用"做"，甚至都"做"不来的。

全部的练习，最多只是让我们集中注意而自然地进入无思的状态。也就这样子，我们本来就有的一体、心、道、悟，也就跟着浮出来了。

也就是说，连走到最后，观念还是颠倒的。

我相信，假如你读到这里，已经可以完全接受这一点，也很可能就和这些少数的朋友一样，心里明白这一生可能有机会将这一堂最重要的功课告一个段落。

倘若如此，我也只能恭喜你。你也可能成熟了，被准备得刚刚好——刚刚好可以接受一体。

06

再一次，什么都不是，
哪里也去不了

接下来这两章，我想再借用无梦的深睡来谈修行。

我会不断地拿无梦的深睡来比喻，不光是它在某一个层面确实比较接近醒觉或 *turiya* 的状态，其实还有另外一层用意——我充分知道，我们的头脑为了运作，一定要抓一点东西（比如说一个观念）来套上醒觉。然而，我们只要仔细探究，自然会发现醒觉没有一个特质可谈，当然更没有我在《落在地球》中所谈的人类的特质（human quality）。我会把无梦的深睡当作一个比喻，也正是因为它没有我们一般人认为的人类的特质。

一个人深睡，是没有梦、没有念头，才称得上是无梦的深睡。在无梦深睡的过程，他不会知道有一个东西叫无梦的深睡。对他，这个世界甚至他的人生，更不用讲任何念头，都不存在。

对无梦的深睡，我们在这里所讲的一切都没有什么意义。最多好像是 much ado about nothing，在明明没有事中，要掀起一点风波。就好像我们非要勉强加上一层逻辑，让自己过不去，而没办法接受本来就有的自在（spontaneity）。

我们只要一睡醒，当然一定要抓一点东西来谈一点什么，让我们可以面对这个世界，而把这个世界当作坚实不过。接下来，无论我用多少字句重复强调，你绝对不可能相信——醒觉其实不靠一个突破，没有一个观念的转变，不会建立一种新的理解，也没有任何可以称为领悟的体验。

这不是你的错。头脑确实不可能接受。就连理解，都需要抓一点东西。我们怎么可能让头脑领悟到"头脑以外的东西"或"非头脑的东西"？

把无梦的深睡当作一个比喻，对我而言是有其必要，也有它的重要性。这个比喻，是一个最好的提醒，让我们可以彻底反省或回转，同时知道这个反省或回转不可能用任何话或念相表达。我们只要还可以表达出来，其实还是落在二元对立，也就是头脑的层面。

但是，人就是有这种聪明的本事。虽然我们还是没办法理解，但我相信走到这里，你已经摸到一点边，进入一种好像懂、好像不懂的范围。这些，都是好事。

因为这观念太重要，我在这里要试着用另一个切入点来表达。

你可能还记得，我在《无事生非》中用 being nobody, going nowhere 来表达生命的意义，也就是"你什么都不是""哪里都去不了"。假如我们可以接受自己什么都不是，哪里也去不了，我们也就差不多了。

我们整个头脑的架构，再加上文化和文明的影响，让我们从出生到生命的最后一刻所能学到的不外乎——这一生要成为某一号人物，某一种身份，扮演某一个角色，才可以充分领略生命的意义。而同时，我们还要动，要前往某一个角落，也许是天堂、净土或轮回到一个更好的生命。我们还会服务，为了取得福报来完成这一生。

这些观念，难免也被我们带到修行。所以，我们自然会集中在观念的分享或理解，或者感受所带来的体会以及种种的练习，再加上一个突破，而且把这种经过认为是领悟或开悟。

仔细探究这些，一样地，都没有离开过头脑和观念的范围。

我们也自然会去区隔师父与弟子的差异。更不用讲，我们等着实现个人的理想（比如开悟），希望可以在这一生完成。如果我们多懂一些，也自然会做一个分别，想同情或可怜其他比较务实的人，认为他们还不到自己理解的深度。

这一些，其实都是和事实颠倒的观念。

但是，这是难免的。我们人最大的福报同时是我们最大的负担，也就是我们聪明的头脑。

回到无梦的深睡这个比喻，我们自然会发现，在无梦的深睡中，连这些想要醒过来的追求，对我们其实都不重要。假如还有一点杂念，也已经不是无梦的深睡。在无梦的深睡中，就好像连所有醒觉的问题和追求，我们都可以挪开，不让它们来干扰。

甚至，就连用休息、平静、快乐、安静来表达无梦深睡，我们也自然会发现是多余的。在深睡中，没有一个人，没有一个体，可以体会到什么叫作休息、平静、快乐、安静……。是事后，我们为了表达这种可能有的经过，才会用这些名称来形容它，或最多说"我睡得很好"或"我睡饱了"。

将这个比喻延伸过来，一个人醒觉了，倒不是点点滴滴都知道有一个体在睡觉或不睡觉或睡得好或不好，也不在于可以用在·觉·乐来描述他自己的状态。其实，醒觉不光没有一个状态可谈，而且根本没有一个体可以去观察到这些特质。是别人站在人间或世界的角度，才会描述一个醒过来的人是活出在·觉·乐。然而，是不是在·觉·乐，对这个醒觉的人其实一点都不重要。

就像我们这里所讲的，任何事、任何特质、任何观念、任何表达，对一个无梦深睡的人，也一样一点都不重要。不光是不重要，就连任何观念都已经不存在，更没办法起伏。这个无梦深睡的人，还要从哪里着手，用什么来表达？

一个人醒来和没有醒过来，唯一的差别也只是他一天下来的"在"，也可以称为自在，是随时都有的。包括在无梦的深睡，他也可以活出这个在。

这个"在"，不是"在哪里"，而是轻轻松松地在，自在。白天也在，做梦也在，无梦深睡也在。

这种清醒地"在"，最多只是站在整体或主体，而不是落到一个眼前、梦中或无梦深睡所带来的现象——我们可以称为客体、经验或境界。这是唯一的差别。

甚至，把它称为"差别"也最多只是一个比喻。因为是头脑延伸出来的差别，而站在整体，就没有什么差别可谈的。它包括一切。白天清醒、夜里有梦或无梦的深睡，它都包括，没有什么差别需要表达。

当然，这几句话，又是我们头脑最难听懂的。

读到这里，没有任何话、任何字眼可以表达我们前面讲的状态。到这里，我们也自然懂了什么叫作沉默，也可以明白为什么我不断表达沉默就是我们最好的老师，是我们在找的修行最终的答案。

这个沉默，跟我们所有人以为的又是颠倒的。对我们一般人，沉默最多只是一个观念，只是相对于声音或"动"的对立，最多是人间的不动。然而，沉默本身其实是绝对的真实，跟我们动或不动一点关系都没有。它本身就是我们自己满足自己、自己支持自己的永恒，最多也只是我们的本质。

我过去也提过，修行全部的大法门（包括臣服与参），到最后，其实也只是把我们带回到沉默。沉默，含着我们这一生全部想找的答案。

同样地，假如可以理解这些话，我们也自然发现，自己一天下来其实随时有这种状态，只是以前没有注意过。

首先，在话和话之间的空当，吐气和下一个吸气之间的一个停止，动和动之间的不动，念头和念头之间的宁静，观念和下一个观念间无思的空当……都已经指向我们本来就有的沉默。

不知不觉，我们会发现，就连在说话、呼吸、动、想、思考中，一天24小时都可以体会到这个沉默的本质。也就这样子，我们也跟着醒过来了。

醒觉了，最多只是知道这个沉默就是我们的本质，而且，这个本质，跟我们人间任何观念或经验都不同。

有意思的是，也可以说是没有不同。因为它本身不相关，讲"同"或"不同"都不是正确的表达，都套不上。

这些话，我们早晚都会领悟，倒不是去理解。因为我们理解不来。

即使我们不在这一生领悟到这些话，也许在下一世，或生命之间的中阴，都可能领悟到。它不是透过任何观念可以共鸣的。我们就是投生在另外一个星球，换了一套完全不同的脑功能也毫无影响，不会比较靠近，也不会离它更远。

我们会发现，只要我们还有一点二元对立的作用，去取得任何观念、任何知识，永远不可能体会到沉默。反过来，是把二元对立挪在一旁，它才突然浮出来。是在没有任何作用的当中，我们才可以找到沉默所含的全部的潜能。最后，我们也自然发现，就是在动，就是在运作，就是继续采用二元对立，它其实还是随时存在。只是我们过去从二元对立去找，一直找错了地方。

最后，我相信你已经明白，连用"找"这个字都不贴切。我们其实就是沉默，并不是透过"找"把一个再理所当然不过、从来没有动过的自己找回来。

再提醒一次，我们最多只能承认、承担起自己的本质。

我才会说，这是人类最后的发展，是我们这一生所要知道的最高的真实。其实，只有这是真的，而其他都是一场梦或幻觉。只有这个真实的部分，才可能是人类的命运。

07
没有恐惧的空间

我拿无梦的深睡和醒觉对照，还有另外一个用意。

在无梦的深睡中，我们其实没有恐惧。

恐惧本身，是导致我们情绪萎靡最大的负面能量。恐惧不光让人没有安全感，带来痛苦，还可能随时绑住我们的注意力。甚至，让我们连还没发生的未来都投入在它上面。

你也可能记得，人类的情绪脑（有些专家称为边缘系统）有一个大的不成比例的神经元聚集中心，像一粒杏仁那么大，称为杏仁核。杏仁核的功能，就是完全在于引发以及调节恐惧的情绪。

想想，人类在过去活得像动物的时期，对环境的恐惧，本来就是帮助其生存最有用的工具。恐惧的情绪，让我们可以很快放大环境的危险信号——比如沿着腿往上爬的蚂蚁、吐着舌头的蛇、猎食中的野兽、眼前的敌人。恐惧，让这些资讯的重要性扩大再扩大，而让我们全力投入应对这个危险信号所带来的威胁，让身心开始防卫。也就这样子，才可以确保我们的生存。

面对心里的恐惧（本身是创伤残留的后果），是我们现代人（更不用讲未来的人）的最大考验。平常我们讲心理创伤，其实也就是在表达恐惧，特别是最后留在心里的恐惧。

人在无梦的深睡，自然没有恐惧。不光没有恐惧，在无梦的深睡，他是自由的。没有任何边界限制他，也没有任何阻碍可以绑住他。他可以随时来，随时走，意识没有受到任何限制。我才会说，在无梦深睡中，我们自然活出无所不在，无所不知，无所不能。

但是，这几句话真正要表达的，前面也说过，和我们的想象完全不一样。

假如我们彻底体会到这种自由、非恐惧的状态就是自己的本质，也可以试着把这种领悟带到睡醒后的状态，来面对恐惧所带来的不安或烦恼。

我们也自然会发现，一切其实都安排的刚刚好，没有什么东西值得我们去计较或抗议。表面上，我们以往可能面对过数不完的痛苦。但是，冷静沉淀下来，我们自然发现所有的痛苦，都是来准备着我们走到这里，来到现在。

最终的真实和无梦的深睡是一样的，跟任何人间的体验都不同，也都不相关。

就好像生命非要叫我们体会到前面所有的好好坏坏、圆满和恐惧、爱与愤怒、高低起伏，才让我们准备好，知道所有的起伏生死跟自己的生命本质都不相关。

这种理解，其实就是我之前所讲的臣服。

假如没有这些痛苦和伤心，我们不可能会想从人间跳出来，也没有动机去追求解脱和自由。

到这里，我们最多只是接受事实。毕竟，就是选择不接受它，对我们自己也没有什么好处。不接受它，什么都不会改变，最多是把我们的心情带到一个负面的层面。接受真相，也就承认这个世界无论好坏，不可能影响到我们真正的自己。

我们倒也不需要再去肯定或不肯定眼前的一切，最多只是轻轻松松选择放过，让眼前无论好事、坏事都完成它自己。我们该怎么做就怎么做。也就那么简单，我们放过这个世界，自然发现世界也放过了我们。过去所有的烦恼、伤痛和恐惧，也就自然完成它的周转。早晚有一天会结束，会消失。

我个人认为无梦深睡的比喻，就是有那么大的作用。然而，它和我们过去以为的醒觉一点都不相似，甚至，它和各种观念都没有关系。假如我们参透这里讲的无梦深睡的比喻，可能为自己省掉数不完的时间，甚至是好几辈子。我们也会突然发现，过去所找的切入点都是错的。

只要领悟到这一点，我们已经脱胎换骨了。这一点，甚至有天翻地覆的重要性。

从别人的角度来看，我们自然沉默下来。从外向转到内向。不需要任何"动"或"做"，我们老早活出完美、完整、涅槃。

眼前再有什么变化，有大大小小的事来刺激，这些人事物都不会动摇我们，甚至没有一个缝可以切入。

我们也不会动念，产生任何动机、抵抗和反弹，甚至什么都不会留下来。

我们好像变成一个空的壳子，一个瞬间还没有起步，已经让它活过自己，跟我们已经完全不相关。我们也不会干涉它，充分知道这些变化就像一个影子，让它扫描过去，也就没有了。

再换一个方式来谈，我过去用桶子来比喻，形容我们就像一个桶子愈来愈大，甚至，到最后变得像无底洞，连底都没有，或者，更正确的表达是，连一个"桶"都没有。没有任何东西可以粘住，没有一个人、一件事可以残留，根本沾不上。

遇到事情，我们处理完之后也就没有事了，随时可以摆开。从别人的角度来看，我们还是一样上洗手间、一样吃饭，甚至可能很积极在处理事。但旁人不知道的是，这些"动"很清楚跟我们自己不相关。做完了以后，也就可以轻松地搁到一旁。至于这个肉体做或不做，其实跟我们一点关系都产生不了。

当然，谈这些，还是站在别人的角度去看。我们醒觉过来了，这些话都是多余的。因为本来就没有。

本来，什么都没有。除了一体，没有另外一个体。连一体这两个字，本身还是一个头脑的概念，还是离不开一个虚的观念。这么一来，还需要用那么多话，来表达这些理所当然的事实吗？

　　前面讲到，一个人随时可以陷入沉默，倒不是说他什么都不做或什么都不参与，从此躲到山洞去专修，避开这个人间。这种想象，完全又是从头脑限制的条件生出来的。

　　其实，醒觉、陷入沉默，跟这一点都没有关系。

　　一个人陷入沉默，反而知道，这一生其实已经完成了。这个肉体还没有来，全都已经完成了。即使还有这个肉体，反而可以轻松让这个肉体完成它这一生想来完成的。

　　一个人这一生来，有他的目的，有他的蓝图。懂了这样的世间法（dharma），他自然放过身体想来完成的任务，也可以放过别人的，包括任何人的。

　　这一来，一切只能认为是刚刚好，样样都是来完成它自己想来的目的。也就这样子，一个人不知不觉挣脱人间业力的锁链，而可以透过表面上还有的这个肉体，真正完全活出绝对。这是我们每个人都可以做到的。

你我不能错过这本来就有的，最根本的自由。

一个人到这个时候，可以参与任何组织，也可以扮演任何角色。但是，他彻底知道，人间的任何地位、财富、名誉，一点都不值得重视。有时候，可能当作工具来用。用完了，也就摆到旁边。

这个观念，和我们所有人的想象又是颠倒的。

并不是说一个人醒觉、进入沉默，就要出离，就要把全部都丢掉。他连丢掉或不丢掉的动机都没有。

他虽然不动，虽然选择沉默，他的存在却像狮子吼一样响亮，带来的生命场比任何人想象的都大。是透过这个生命场，他不费力地照亮这个世界，带给周边数不完的恩典。

08

全部都可以肯定

醒觉，就像无梦的深睡，两者的差别最多只是
——我们醒觉过来，就连无梦深睡还是清醒的，随时
可以觉。我们也自然会发现，在这个世界，没有一样
东西值得让我们痛心或抵抗。再重的打击，再大的喜
悦，都是短暂的。只是因为有"有"，才会浮出来。

接下来，我想借用无梦的深睡来表达——真实和
人类的特质一点关系都没有，是要超越人类的特质，
而不是用任何语言去描述或理解。

到这里，It's all good 的观念——完全接受现在
的任何状况，变成领悟很重要的一个基础。

我会提到这一点，因为我们所有人无论修不修行，

都想透过人生把自己人类的特质做一点调整——从一种特质改成另一种特质，从一个状况改到另一个状况。比如说命可以怎么改善？能够学习到什么？累积什么？得到什么？或是达成什么成就？这些，都一样落在现象的层面，而这又是一个错的切入点。然而，我们很可能再把这种观念带到修行。

这样一来，无论我们再怎么修行，即使经过几十年的专修，或是一生又一生再来，都是在一个错的范围用错的手法切入。然而，无论我们再怎么修正人类的特质，其实跟进入一体一点关系都没有。反而是我们把全部人类的特质摆到旁边，全部的制约挪到一旁，才会突然明白还有一个完美的生命在等着自己。

最难懂的是，不光是我们要把人类全部的特质摆开，还需要把任何特质（可以想象的、感受到的或用语言表达的）都挪开，我们才可能完全准备好自己来接受一体。

我不断地强调——我们这一生唯一的自由，也就是不断回到心，一再地肯定一体，同时知道一体跟这个世界一点都不相关。

然而，就连这几句话还是一种比喻。

站在一体，没有自由不自由的分别。自由或不自由，本身还是头脑的东西。是头脑认为有个状态叫自由，还有另外一种状态叫不自由，而认为自由比较好。但是，站在一体，没有任何一个东西可以叫作自由，它本来就是自由。

用这种比喻，最多是来表达一种提醒，一种肯定——除了一体，没有其他的体。

我们就是不挪开任何特质，最后也只会发现人间任何可以取得的特质都不存在。我们挪开或不挪开一个虚的状态，其实和真正的自己或一体不相关。对一体，它也不在意。最多只是透过挪开所有特质，我们才承认一体是全部，也只是这样子。

人间的任何特质根本不存在，我们才可以说这一生唯一的自由也只是看穿这个虚拟的境界——否定它，或者放过它。

然而，就连这种说法，最多又只是比喻。

说到底，我们站在这个人间，其实没有自由好谈。讨论有没有自由，也就好像我们还要辩论海市蜃楼里的那个人有什么自由可言。这种自由，最多是在一个虚拟的真实里在运作。站在一体，它称不上是自由。

就连说在一体称得上或称不上自由，这句话又只能是一种比喻。

一体不会想去评估、去看或是体会任何东西。我们只要可以说什么或看什么，已经落在二元对立。

假如你可以体会这种比喻，那么，你会明白，用"自由"这两个字，最多只是否定人间的任何状态与状况。

然而，比较正确的表达其实是，没有人在否定，也没有东西可以否定。

再回到无梦的深睡这个比喻，我们在深睡中没有什么状态可以否定，连一个状态都不存在。假如还有一个状态可以否定，你我也不可能在深睡。当然，在深睡中，就连否定，也可以省掉。我们认同了无梦深睡的重要性，自然可以在清醒时也这么用，而影响到白天的状态。就像在无梦的深睡中什么都没有，我们白天最多也只能否定一切。

有意思的是，否定一切，最好的方法，是透过肯定——我在"全部生命系列"称为臣服。要肯定，我们也可以用——一切都好。It's all OK. 都刚刚好。在这几句话里，自己选一句。只要有念头，也就在心里默默重复，带出前面所谈的肯定。

只要做，我们自然会发现，就像"我—在"一样，这几句话会含着愈来愈多的用意。接下来，我们倒不需要特别让这些用意浮出来。只是重复这几句话，也就把它们表达出来了。

就好像透过这些肯定，我们正在建立新的神经回路。然而，这新的回路不是单一的，而是含着所有的肯定。让所有层面的肯定一起动起来，一起浮出来。就好像建立更广的意识的基础，让我们即使随时遇到烦恼也随时守得住——能从其他的回路跳出来而进入这个新的回路。

进入这个新的回路，我们面对许多问题，自然不用再去分析。只要我们不断投入新的回路，也就发现种种问题在逐渐消失。过去的所有烦恼，浮出来的频率不知不觉愈来愈少。

当然，你读到这里，也许还可能觉得有矛盾，毕竟否定跟肯定是刚好颠倒。但我们要记得，人类其实随时在意识的两个层面运作，一个是相对，另一个是绝对，而只有绝对是真实。所以，否定一切，是在否定相对的人间。然而，肯定是站在整体。肯定什么？肯定整体，肯定一体，肯定我们真正的自己，肯定我们有一个绝对的部分，而这个绝对的部分一定不会犯错，甚至连对错的区隔都没有，也不需要有。

也因为如此，面对每一个眼前的现实，无论一个人、动物、东西、事情，我们都在肯定一体。我们肯定眼前样样都是一体延伸出来的。我们走到今天，无论经过多少痛苦，都是刚刚好，是我们当时所需要的经历。是透过它们，准备我们来到这里、现在。

你回头想，我用了各式各样的方法（It's OK. It's all OK. 一切都好，宇宙不会犯错）来表达这个观念，而我要再提醒一次，"一切都好"不是对一个相对的世界讲话，最多是透过相对的世界或眼前的现象，我们继续肯定真正的自己——真实。

是透过这几句话，我们不断建立新的神经回路。重复再重复，让回路不断放大，自然变成我们醒觉过程的一个主要的头脑回路。前面也提过，这是我们在任何状况中，可以随时把它找回来的。

这种肯定，也含着一个大的秘密。

我们或许已经知道，在这个人间，样样可以体会或活出来的，从来没有离开因—果的作用，而因—果也只是头脑投射出来的机制。但是，站在人间的角度，要打破因—果的作用是相当难。我们一般人，会认为根本不可能。

想不到的是，面对眼前的任何现象，我们随时肯定，竟然也就这样把因—果的锁链打断了。

怎么说？

假如我们碰到任何现象，比如说跟人讲话，在处理事，在行动，而我们让这个肯定随时浮出来，它其实是最好的一个刹车——让眼前的念相暂停，让我们不断体会到，眼前的故事最多只是在反映业力的作用。

我们随时在肯定，也自然发现内心的抵抗跟着减少。透过肯定，我们好像随时可以放过眼前的东西。

这个放过，是自己清醒的选择，我们也就发现——东西跟东西、人跟人、事情跟事情之间的连贯性，就算没有打破，也变得虚弱，或好像淡了。

也就这样子，我们随时体会到这个人生真正是一场梦。

我相信，你练习到这里，也自然可能发现这些话——宇宙不会犯错，一切都刚刚好，一切都是准备你刚好来到这里现在——其实还是站在人类，站在小我在说话。是我们人还需要投射一个意思出来，要让任何事合情合理、有意义，而且对自己要有意义。透过这些话，我们好像还在安慰自己——我来这一生，到走，一切，都是善意的安排。

然而，严格讲，一体或心不是用这种方法可以归纳的。善意或恶意这种二元对立的分别，对它而言不存在。我过去才会说只有善意，而且是最高的善意，也就是平等心。

它，不是用这种人间的角度可以衡量。我们说宇宙不会犯错，都是刚刚好，还是站在"我"的角度，还需要对自己合理化，做种种说明。但这最多还是头脑投射出来的原则。

我过去会这么讲，也是希望帮我们把身心放下，得到宁静，知道一切不是我们可以掌握或控制。在人间，我们最多只能相信宇宙不会犯错，把我们的信任交给宇宙，让宇宙带着我们走。也就这样子，不知不觉，我们和一体接对头，好像跟宇宙再也没办法分手，是几面一体。

这些话，是这个用意。

其实，讲"一切都刚刚好"，也就自然把我们带到一个不再加一层阻碍的状态，让自己回到一个没有对立的空间。透过这些话不断地影响，最多是让我们体会到，就算抵抗也没有用。业力的力量太大，它要完成什么，我们根本挡不住。如果我们要刻意去阻挡任何经过，反而耽误自己，接下来还造出更多的痛苦。

我用"一切都好"，最多只是让我们轻松地跟一体做个接轨。让我们承认一体的力量是比眼前的一切远远更大。用这句话，我们提醒自己不再对立，它反而会比较顺，或是加快走完本来就要完成的蓝图。

我等到现在，才提醒这一点。而这个提醒，本身也是一种练习，让我们不断地把可以投射的观念，最后都粉碎，都打破。

我们不断在肯定——没有一样事情是错的，没有一样事情需要我们干涉、变更、推翻，我们也就轻轻松松地不再受这个世界那么大的影响。

就这样子，透过重复再重复，我们才不知不觉把这一生所累积的故事、所累积的价值、所累积的阻碍都推翻。

自然而然，我们也就跟着建立一个新的现实。这个新的现实，我们有彻底的把握，是唯一的真实。

别忘了，这趟旅程，其实是我们这一生可以完成的。

我相信，读到这里，假如你从心里产生了共鸣，你自然会发现，如果是过去和你分享这些话，那时的你是听不懂的。现在，我相信你已经不一样了。

但是，假如这些话还带来一种矛盾或抵触，我还是很诚恳地建议你，按顺序去读完"全部生命系列"每一个作品，冷静去参里面的内容。

早晚有一天，你会突然参通，可以用你自己的领悟，来证明这里所讲的是正确无误。

09

再一次回到剥洋葱的比喻

　　前面几章，其实带来很重要的线索。透过这些线索，我们也许已经走到醒觉的门户。我在这里想试着用另一个角度切入，再一次诠释醒觉和无梦深睡的对照。

　　你或许还记得，我之前用制约（conditioning）来表达头脑或因－果所建立的世界。我用"制约"这两个字，最多也只是在说明——我们在人间样样可以体验到的，都有一个根源。

　　我们看到的果，当然一定要有因，才可以成立。我们这一生所看到、体验到的一切，没有一样东西可以独立存在。它本身，都要靠着一个因才有。

　　醒觉或解脱，最多也只是把这个制约的锁链打断。

打断制约的锁链，我们会突然发现，这个锁链根本不存在。想不到，一个不存在的东西，不光骗了我们这一生，还不知道骗了我们多少辈子。让我们时时忘记，在这个锁链的后面，有一个真实。而这个真实，从来没有动过。我们自己随时都含着这个真实。

甚至，连"含着真实"这种说法都不正确，它不是在我们内的一个分开的东西。

比较正确的表达或许是——我们就是真实。真实就是我们。除了真实，没有其他的体可以称为是真的。这个真实，不受任何条件的影响。我最多只能说它是 Unconditional Absolute ——不受制约的绝对。

我过去也提过，假如把我们的人生当作一颗洋葱，那么，修行就是一层一层把洋葱皮剥掉。剥到最后，也一样是把全部的制约一层一层挪开。我们想不到的是，那一层一层其实是我们在人间这一生所经过的任何特质。我们所受到的教育、过去的学习、知识、语言、行为、念头、感受、价值、评价……全部都在反映制约。

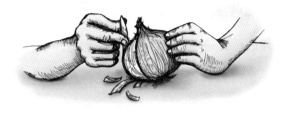

　　甚至，就连痛，就连难过，都是依靠条件才可以有。肉体的痛，是因为我们眼前有一个肉体，而这个肉体可能受伤，才会痛。心情层面的痛，也是假设前面有种种经验让我们的身心萎靡，甚至纠结，接下来，我们才会心痛，才会难过，而让我们把注意力集中在这个经验。

　　这种集中，成为一个恶性循环，让我们不断去重复同一个体验。就连面对一个新的状况，我们对这个新状况的认知，其实也已经受到了过去的制约。我们对这个"新"状况的体验，最多只是在整合过去全部相关的经验，想让这个眼前的发生或状况取得一个意义。

　　我们从早到晚，时时刻刻，离不开这种机制。

　　回到一层层剥洋葱的比喻，我们最多只要注意到头脑随时在运作的机制，而知道这样的运作和机制，不足以代表我们真正的自己。只要观察到这一点，我们已经在一层层剥开全部的制约。

剥到最后，可能剩下什么？

当然，我们可以说是空。但是，一说"空"，自然又落到一个相对的观念——我们难免会认为"空"是"没有"，而把"空"和"有"相提并论。这本身一样还是头脑的运作，还是洋葱的一层，是我们必须去剥掉的。

剥到底——我们每一个人都可以亲自试验——剩下的，其实是一种"觉"，我过去称为最纯、最原始的觉（primordial awareness）。这个"觉"，是在知道之前就有，就像是"还没有知道的知"。

你看，这是不是又是一个悖论？

我在这里谈的"知道"，指的是人间的知识，以及我们透过五官可以体验的。然而，"知道"前面的"知"，最多是一种"无思"和"思"之间，没办法分别，也没办法用"知"或"不知"来表达的状态。甚至，连状态都说不上。

它是还没有定形，还没有化成念头或语言的知，是我们随时都有的知。甚至，是在讲话中、在思考、在做事、在睡觉都有的知。但是，它没有一个特质，没有一个属性（我指的是人间的特质和属性）。也因为这样子，我们通常注意不到。

值得留意的是，连我们讲"知"都把它落在一个功能或作用的层面，好像本身还是透过抓、取，也就是动可以得来的。我们头脑最难懂的是，知，其实是我们的本质（我过去会说 elemental Self ——最根本的自己）。这样子表达，也就打破了结构和功能的界线——既表达一个体（结构），又同时表达一个用（作用）。我们才有资格说，我们就是它。知就是我们，我们就是知。一样地，我们就是觉，觉就是我们。

这一点，无论我用多少篇幅来表达，头脑是听不懂的。然而，假如你的心在听，而对这几句话有共鸣，那么，光是这几句话已经把你带到意识更深的层面。

头脑不可能理解这些话。这些话完全违反头脑运作的机制。反过来，是一个人这一生碰过数不完的钉子，经历过没办法忍受的痛苦，遭遇种种的打击，发现生命跟他的期待完全不同。甚至，他到了最后已经不再期待任何结果，因为过去所有的期待从来没有达到过。一个人完全放下，彻底臣服，才完全体会到什么是觉。

也好像在连最后一口气都放弃的时候，有一个更大的力量从内心扶住他，拥抱他，将他拉出来。让他体会到，过去全部的痛苦都是从觉察、知道、认知或头脑的作业所带来的。眼前还有一个完美的觉，在等着他。

只有这样子，一个人才能彻底理解"全部生命系列"所谈的，要不然还是理论，还是在用头脑去抓。

我过去才说，灵性的追求，并不见得适合每个人。一个人要相当成熟，才准备好了。这里所讲的成熟，是他过去经过相当多的反省和练习，或者过去经过相当多的痛苦，甚至濒临忧郁和绝望的地步，不光这一生的命不顺，更可能是生生世世都不顺，才在修行中下了很大的决心，而这可以刚刚好让他遇到这些话，把自己带出来。

但是，值得注意的是，假如一个人的命转好了，就我过去的观察，通常也就把这些话忘记了，而又回到他的人生。

反过来，是一个人彻底放下这个世界带来的观念，包括放下肉体的感受，放下人间可以体会到的全部——就像把自己剥得光光的，一件衣服都不剩，才可能顿悟。

然而，只要他还抓着一点，甚至把注意又回到身体哪一个层面或世界哪一个角落，他其实又跟这个世界分不开了。

回到前面所讲的"还没有知道的知"，我们一般讲的注意，本身已经是一种制约或限制的运作机制。我在这一章所讲的"还没有知道的知"，却是在头脑还没有运作前、运作时、运作后都有的。

没有动，没有做，没有想，它就在。

就是在动，动完之后，它还是在。

我才会说它是永恒、不费力、根本、不受制约。

这个"知"，是我们每一个人、每一个生命甚至无生命都有。但是，目前只有人类透过自己的聪明和头脑的架构，可以突然体会到它。至于动物、植物、矿物，虽然有，反而没有一个足够发达的头脑机制可以体会到它。

我才会不断地说，随时知道而停留在觉——醒觉，是我们这一生来，最宝贵最重要的一堂功课。是我们千万次一再地来到这里，最终的目的。

然而，这跟我们现在人间的种种价值和追求，刚好又是颠倒的。

讲到人可以体会到它，我相信你已经想到，就连这句话最多也只是比喻。我过去不断提醒，透过这个肉体，我们其实不可能体会到绝对，也不可能开悟。反过来，比较正确的说法或许是——我们没办法体会的，反而随时把我们带到醒觉的门户。或者说，体会没办法体会的部分，这还比较接近醒觉。

只有人有这个本事，知道五官和念头的范围之外，还有一个没有办法体会的部分，远远大于我们可以体会的。也只有人，可以突然打破五官带来的限制。

再换一个方式来说，"人可以体会到它"这句话最多也只是表达，透过我们的肉体，一体突然可以体会到自己。

唯一我们可以做的——这也就是人类的本事——是把这个肉体、这个身心全部交出来，臣服到一体。这才是人和其他众生唯一不同的地方。

因为这一点太重要，我可能需要再重复一次——只有人类有这样的聪明，可以透过臣服、参的练习和提醒，把所有人类的特质交出来，与眼前看不到的一体合一。其他的众生或非众生，倒没有这个能力。

是透过这样彻底交出来，彻底臣服，一个人才可以消失头脑，从而消失头脑所造出来的一切——包括"我"，包括这个世界。

所以，倒不是我们这个身心去体会到什么，包括去体会一体、悟、道、心。这是永远体会不到的。可以体会到的任何东西，其实还是落在相对而制约的层面，本身一样是有条件的，还是有生，接下来还是会消失。反而是彻底把这个身心化掉，让一体吸收，这才是我们称为的醒觉、道、悟、心、神、佛性。

我们用心参这几句话，自然会发现，这些话含着每一个宗教的精华，而随时在等着我们这一生可以参通。

要注意的是，就连"头脑消失"或"无思"的说法，一样也只是比喻。一个人醒觉过来，他不光可以运用他的头脑，而且还可能用得特别好。本来可能只运用大概不到 10% 或最多 20% 的脑。现在，头脑突然可以全面活化，随时建立新的回路，而让他真正活出无所不在、无所不知、无所不能。

差别只在于，头脑再也不是他的主人，最多只是个聪明的工具。用完，也就可以把它摆开了。

一个人，醒觉过来。从别人的角度来看，他有时候还在参与、在干涉这个世界。但是，对这个人，他醒过来了，他该做什么就做什么。他可以放过身体，放过一切，也可以投入。投入完了以后，他也就轻轻松松可以回到心，或者把一切放到旁边。

他彻底知道，任何"做"都没有代表性，也没有什么东西真正在发生，或占据了一个经过。Nothing happened. 什么都没有发生，都是虚构的。全部都是在梦里，有一个虚构的人，做一些虚构的动作，而最多只有一个虚构的经过。

虽然他知道是虚构的，但最有意思的是，这个虚拟的架构本身有一个机制（业力）在支持每一个虚的动作。去干涉这个虚构的机制，反而是不必要的费力，也没有需要，甚至也没有用。

一个醒觉过来的人知道，业力的机制虽然是虚的，但它的扭力是惊人的大，才会延伸出一个那么完整的人间。如果要刻意去改变眼前的状况，最多是带来一种阻碍，不光没有用，还衍生出一连串新的业力。

这时候，一个人最多也只是轻松放过这个身体。让这个身体透过这个虚的机制，展开它自己。该做什么就做什么。而做什么，都跟这个醒觉的人一点关系都没有。

进一步讲，其实是从别人的角度在看，才会认为这个醒觉的人在做这、在做那，甚至还可能觉得充满了动力。但是，对这个醒觉过来的人而言，什么都没有做，什么都没有发生。做完了，让身体完成它的业力，他也轻轻松松把它挪开。对他，其实什么都没有发生过。

我们也自然发现，停留在"觉"，而这个觉本来就是我们每天在无梦深睡中不断重复再重复的。它本身是最不费力，不靠前一个瞬间带来的"因"的制约，而自然中断因—果的连锁。

我才会说，对一个醒觉的人，就像对一个无梦深睡中的人一样，只有当下。之前的瞬间，是独立的当下。接下来的瞬间，还是独立的当下。过去的瞬间、现在这个瞬间、还没有来的瞬间，瞬间的前、中、后并没有一个连贯的机制来串联。没有一个桥梁或关系，可以将它们连接起来。

这样子，一个人也就自由起来了。他没有受到任何条件、任何负担的作用，每一个动作都是单纯的。

没有什么动机，也没有什么期待。这，就是解脱。

每一天晚上，我们只要进入无梦的深睡，就在活出解脱，只是自己不知道。不过，讲不知道，其实也不正确。我们都认为透过无梦的深睡可以好睡、可以得到休息，而自然不断想重复它。

10

超能力是我们的本质，
但什么是超能力

前面提到无所不知、无所不在、无所不能，这几句话，我认为假如没有亲自体验，也是最难懂的。

通常，我们听到无所不知，马上会联想到一个人什么都知道。我们通常需要在网络上搜寻知识，而我们会以为一个无所不知的人就好像突然连接到一个无限大的资料库，应该在头脑里什么都知道，而且是每一种学问都知道。也就是人间可以找到或找不到的点点滴滴的知识、常识，包括历史、各种学问、典故、秘闻、不外传的秘法，这个人都懂、都知道。

然而，这种观念，并不是我所谈的无所不知。

我们仔细想，人间的全部知识，甚至全人类历史累积下来的学问，站在整体来看，还是不成比例的有限。五官再怎么觉察，再加上头脑整合起来的排列组合和种种变化，我们体会得到的全部，还是落在一种物质的层面。

我才会这么形容，再多的知识，站在一体或整体来看，其实占不到兆分之一，就是那么的渺小。再有学问，再怎么钻研，也摸不到整体的边。透过知识，我们不光没办法解答生命的问题，更不用谈解脱。

知识，本身是我们的束缚，带给我们数不完的、不需要的分心，成为我们跳不出来的陷阱。

无所不知，也只是清楚体会到这几句话。清楚地明白，人间的知识再精彩、再吸引人，没有一点值得让自己投入，值得为它受束缚。

无所不知，是一个人轻轻松松选择否定人间全部知识的重要性，知道没有一项对整体可能有绝对的代表性。

无所不知，是选择无限而非局限；住在永恒而非生死；选择无思而非念相；拥抱智慧而非知识；活出在·觉·乐，而非烦恼和痛心。

而且，这个选择是不费力的选择，是随时已经轻松注定的，跟这个身心或小我选择不选择没有关系。

我指的选择，最多也只是活出自己的本质，也就是无所不知。但是，讲到无所不知，最奇妙的是，我们回到这个人间，面对任何知识，自然会发现对任何知识的看法已经跟一般的理解完全不同。我们自然会引发新的诠释，带出一个超出原本领域范围的新鲜蓝图。这种诠释本身会为周边带来一种深度，是一般人想不到、体会不到的，反而会让一般人注意到。

不光如此，活出无所不知，一个人最多只是让心流带出新的诠释，也就同时带来一种安定或平静的力量。这种力量，自然可以扩散到周边，让其他的人感到舒畅或得到共鸣。

无所不在，也是如此，倒不是一个人突然每一个地方都在。我们讲每个地方都在，指的是这个人间或宇宙的某一个角落——这本身又是我们头脑用空间的观念在运作，在局限自己。

比较正确的表达，也又只能说——这个宇宙，和整体相较，完全不成比例，最多只是我们头脑投射出来的一个影子。每一个角落本身还是受到制约，还是反映一个锁链。然而，无所不在，是活出无限大，活出无限小。

一个人随时住在无限，不会想投射到哪一个角落。没有一个角落对他有吸引力或显得不同。对他，整个造化，包括宇宙都是平等的。没有一个地方，比哪一个地方更值得去或比较有吸引力。

他充分知道，在每一个物质的分子，跟更小的粒子，甚至粒子之间的空间，他都在，而且，样样从最小的粒子，到最大的宇宙，其实就是他。整个造化，从来没有跟他分开过，就是他。那么，接下来，有什么地方值得去、值得来？

无所不能，也是如此。我们一般讲到无所不能，马上会想到超自然、超能力的特异功能。也就这样子，我们过去可能被迷惑，甚至还误导自己或别人。这里所谓的误导，也就是误以为人类可以得到的无所不能，是在物质层面的变化，像是化生出物质、有特别的疗愈能力、有强大的人格魅力、操控别人的影响力、可以算命、改运、为人消灾解厄，或是有天使或天堂的身份、使命或功能等。

这些，都不是我在这里所要讲的无所不能。

无所不能，最多只是清楚而彻底体会这个肉体不是我们真正的自己。这个世界，我们这一生看到、可以体会到的一切，都反映不出我们真正的自己。一切，都没有什么代表性。

我们真正的自己，透过无所不能，最多只是空，或是觉。

我们轻松选择住在觉，定在空，其实含着生命最高或全部的潜能。它什么都可以显化出来，包括一个完整的宇宙，再加上数不清的其他宇宙。

既然有这种本事，我们反而可以轻轻松松选择什么都不要。无论什么显化的本事都放下。最多，做一个平常人。甚至连这个身体和做一个平常人的观念，都可以放下。

这样一来，还有什么东西会吸引我们？还有什么力量或能力值得让我们注意，更不用讲显化？

虽然这么说，其实，无所不能的领悟所带来的生命场（假如还可以这么表达），本身是无限大的。它的威力，我们一般人想不到。然而，用威力来描述也不正确。最多，只能用在·觉·乐来描述它。

仔细观察人类的历史，我们也自然体会到演化的方向其实是颠倒的。我在《静坐》称为反向的演化，指的是过去几千年来，人类的发展好像都跳不出少数几位大圣人的手掌心。他们已经活出人类最高的价值——爱、喜悦、宁静、平等、自由。这些价值，也自然变成后人最高的追求。即使再过几千、几万年，这些价值还是人类整体的指南针。

我们都没有想到，大圣人所讲的爱、喜悦、宁静、平等、自由，其实就是我们的本质。我们倒不需要汲汲营营去找自己本来就有的。假如我们还是要找，不光是一生又一生地耽误下去，到最后，也只会发现是"找"不到的。这些特质，既是我们生出来本来就有的权利，又是你我必然的命运。

我这里讲的无所不在、无所不知、无所不能，跟现在人间一般的理解，可能又完全相反。可惜的是，一般人会讲究或追求神通和其他特异的本领，自然以为那些才是最高的追求目标。也就这样子，又耽误了一生。

相信你已经明白，和一般的观念相反，我所谈的这三个特质是我们每个人都有的。我们还没有出生前就有。即使我们走了也还是有。无所不在、无所不知、无所不能是我们最根本，最不费力的本性，最多只是在等着我们活出它们，让我们彻底完成人类的演化。

到这里，我也只能再一次强调——我们要把自己找回来，彻底了解自己真正的身份，倒不是往外寻，而是向内深深地投入自己。这一点，可能跟大家想的又是相反。

回到无梦的深睡，其实，我们每一天晚上在睡觉中，只要无思，就已经活出无所不在、无所不知、无所不能。只是我们不知道。

在无梦的深睡中，我们没有念头，自然就活在无思的状态，我才有资格讲每个人每一天晚上都可以不费力活出来。

但是，只要有梦或睡醒了，我们又回到头脑的世界——从没有制约，落到制约；从无限，回到有限；从永恒，落入生死；从在·觉·乐，掉到烦恼和痛苦。

11

一路走到这里，
到底是从哪里走到哪里

你可能老早已经发现，我在一步一步地带着你我进入一个内心的层面——从我们平时习以为常的物质世界，回转到意识。

这个走向，跟人类的全部发展可能是完全相反的。我会这么说，因为到目前为止，人类的发展还是完全依赖"动"，而且，还要动得愈快愈好。

一般人都以为，古人比现代人活得落后。至少从科技发达的程度来看，古人和现代人根本无法相提并论。我们每个人也自然会希望，接下来几十年，人类集体还可以再加快步调，甚至进入星际或太空的时代。

然而，我们到最后也会发现，在物质层面的发展，哪怕随时有更多的变化、更大的进步，不光让我们永远跟不上，而且更是不断造成身心的解离。之所以如此，正是因为我们对真实的理解，和事实又是刚好颠倒。

人类为什么会集体陷入那么深的错觉？而且还不断地把眼前的错觉当作真实？这本身，我个人认为是最不可思议的。

我只是一个医师、科学家，后来投入企业，身为一个普通人，本来不该轮到我出来做这些提醒——我称为"反复的工程"。然而，最难想象的是，一步一步，宇宙带着我，非要把一个完整的意识科学带出来。

回头看这个分享的过程，可以说是从《真原医》开始的。然而，其实到目前为止，任何一本书，我都没有想写，更别说会想把这些作品再翻译成其他语言。包括《真原医》也没有这样的规划，没有让我动过这种念头。

这个分享的过程，本身就是不可思议。毕竟，在中文的世界，我可以说几乎就是个"文盲"。这一点，让我不得不采用口述的方法写作。然而，即使写出来了，我也没有办法读自己写的书。不过，换成我最熟悉的英文和葡萄牙文，我反而没有任何动机想留下作品。

这些，对我都不重要。我只是看宇宙要怎么完成，并让它完成。

仔细看，即使最早的《真原医》，表面上是从全面的身体健康着手，其实重点不光是身心的平衡，而且更是希望带出意识更深的层面。可以说，我真正的用意最多也是希望帮助大家"买"时间，让大家这一生有机会投入更深的层面，也就是我们的"心"。

《静坐》也是一样的，表面是在整合全部静坐的方法。这一点，我认为也达成了。不过，如果你仔细读会发现，我在《静坐》这本书中强调了领悟，倒不只是整理静坐相关的方法或法门，而且，我所谈的领悟，和静坐其实是不相关的。

两年后，透过《全部的你》和《神圣的你》建立了完整的词汇，让我可以将两个主要的意识轨道（相对—绝对）带出来。这两本书，让我可以强调你我这一生全部的追求，甚至包括灵性和修行的追寻，基本上都还在往外找。我们身在其中，没有一个人想到，这一生想找的全部答案，其实就是我们自己。

在《不合理的快乐》，我借用快乐这个主题来切入同一个题目，毕竟每个人都想追求快乐。我也再次强调，关于快乐，人类所累积的全部理解和追求，包括再完整的科学（包括我在书中引介的各种医学和科学的知识），都不会让我们长期地快乐。人间的快乐，最多是短暂的。会出现，也会消失。最重要的是，有一个永恒的快乐就在我们的内心，随时在等着我们自己。

我在之前的几本书中强调臣服的观念，但透过《不合理的快乐》，非但将臣服做了一个汇总，同时也转向了"参"。并且，透过《我是谁》后的几个小开本作品，让我更深入探讨参的观念。

接下来，我在《集体的失忆》想强调——我们想找的解脱、快乐、平静、爱，全部都是自己本来老早就有的。但是，人类透过文明、文化、历史不断加深集体的失忆，也就这样把本来有的完全忘记了。

《落在地球》这本书的观念，是最难懂的。我在这本书中更深入探讨——文明带来的人类的特质

（human quality）本身就是我们的束缚。只是，从一般人的角度，可能还会以为这就是人类有别于动植物的最大优势。

我更借用其他主题，如定、时间、身心的变化、头脑的运作，来完成后面几个作品——《定》《时间的陷阱》《短路》《头脑的东西》。也是希望用各式各样的切入点，把你我带回一体——我们本来就有的一体。

直到《无事生非》，我才可以再次做个整合，深入说明许多之前提出来的观念，而希望将过去带出来的全部观念，再进一步推翻。毕竟，只要成为一个观念，无论多微细、多奥妙、多深刻都还是头脑的产物，最后一样还是不存在。不光不存在，只要我们集中在一个观念，这个观念也就变成我们最大的束缚。

"全部生命系列"在表达的都是同一些重点、同一件事，只是站在不同的意识层面谈。差别就在这里，让每个作品的深度会很不一样。

谈到这里，你会发现许多音声作品也可以用同样的方法去解析。我过去不断表达，听和看两方面都重要。假如说阅读是落在理性的层面，那么，听，就是一个很直接的转达管道。所以，我用个人的声音，来转达一种最根本的能量状态，希望与你达到心的共鸣。

《等着你》还是站在"有""动"、感受、情绪在看着这个世界。我的用意是希望能帮助人，让你知道，即使在最悲观、最忧郁的状态，还是可以看到光，看到更大的层面，而这样走出人生的困境。

我透过《重生》再带出各种呼吸的法门，主要是透过呼吸的"动"，让我们体会到什么叫ānāpāna，也就是呼吸和呼吸之间的不动或止。

后来，我又用《你·在吗？》将我们人生所有的价值观念（全都是透过"动"取得的）跟"在"（Presence, Being）做一个对照。我希望透过声音的力量，让大家可以体会到什么是圆满和空。这跟前面的作品一样，还是站在"有"在看"心"，帮大家建立一个完整的基础，来准备接受接下来的领悟。

在后面几套瑜伽的作品中（《光之瑜伽》《真实瑜伽》《呼吸瑜伽》《四大的瑜伽》），透过我们可以觉察、五官可以体会到的"动"，包括眼根的观想、耳根的听、身体的感触，再借用地、水、火、风这构成物质世界的四大元素作为专注的对象，让我们的五官没有地方可以跑、可以去、可以躲，而让全部的注意力能落在一点。假如这个点可以微细到一个地步，也就突然变成一个超越的奇点。

就好像五官本来都往外抓，突然做了一个反转，把注意力落在感官自己，或是更正确的说法，是落在感官自己的根源。也就这样子，让一般从来没有体会过宁静或无思的人突然有这种体验。许多朋友也跟我分享，透过这种练习，自然达到这样的状态。

将每一个感官的层面都集中，我们才有机会跳出感官带来的限制——我过去称为幻觉或错觉。真不可思议，五官和头脑的作用，让我们把一个最多只是资讯的东西变成真的，甚至不知道多少辈子一次又一次地身陷其中。

就这样，我用各式各样的语言，希望我们可以一起点点滴滴地体会到意识的不同层面。从最粗重的层面，也就是我们这个世界和物质，一步步把你我带到唯识（Consciousness Only）——只有意识的层面。一路过来，我选用各式各样的词汇，来表达唯识——比如说心、神、在、道、主、一体、绝对、佛性、无限、永恒。无论选用什么词汇，最多也只是在表达你我都有的本质。

尽管表面上写了好多书，又有许多音声作品，再加上读书会和各种活动的分享，然而，就像前面提到的，我其实根本没有想完成任何一本书，更不用讲其他作品。毕竟，我心里明白，无论用什么语言，都不可能表达这种不费力、最根本的理所当然。我反而还会担心，这些分享最多也只可能再加上一层不必要的阻碍。

是整体的力量——我最多只能称 shakti 神圣的力量、Holy Spirit 圣灵、宇宙或生命的螺旋场——带着我走下去，而我也只能臣服到他。走到哪里，对我也不重要，我也不会去在意。就好像在不知不觉中，透过这些作品，非要带着你我回家，回到自己。

《好睡》和《清醒地睡》这两本睡眠的书，也是一样的。表面上我透过睡眠这个主题，带出许多科学和医学知识与实用的技巧，希望帮助你我调整睡眠。

但是，最后的用意，其实不是那么的表面，而是为了一起深入意识的层面。我希望透过无梦深睡的比喻，让你可以进一步体会你本来就有、最根本的状态。其实，一个人只要放下，可以轻松选择睡或不睡，而不觉得两者会有分别。毕竟它们的共同点，也就是觉，是我们随时都可以住在的。跟睡或不睡，其实不相关。

是这个觉，才让我们得到休息、自由和放松，而且，这个觉，是随时可以取来。倒不需要我们刻意投入什么法门，或者练出什么功夫才可以得到。甚至，它不是靠什么意识的状态才可以有。

再回到无梦深睡的比喻，我会这么说，一个人知不知道自己在无梦的深睡，最多又只是站在不同的觉察的位置。这一点，相当重要。我敢说懂的人是少之又少。我在这里，想借用这个机会，试着再一次详细说明。

我们平常要让五官发挥作用，无论是看、听、闻、尝、触，再加上头脑的想，都自然把这个世界分成两边——有一个体会的人，是主体；被体会到的，是客体。无论主体或客体，对我们都是真的。从我们的角度来说，假如没有一个主体看着或体会着一个客体，这世界其实不存在。甚至可以说，没有一个体可以分别或判断这个世界存不存在。

在我们一般的认知中，这世界既然存在，那么，这两个体（主体和客体）也只可能是真的。我们也不会追根究底，去弄清楚到底是不是真的有主体、也有客体。于是，这样的循环论证，不光骗了我们这辈子，还让我们数不清的人生都身陷其中。让我们认定透过五官取得的狭窄印象，就是再真实不过的生命。

我们再仔细观察，就连任何静坐的方法，都离不开这种两两成对的二元架构（dichotomy）。你可能还记得，我说过全部静坐的方法，离不开专注（samā patti）和观（vipaśyanā）。我过去才会用古人的比喻，说即使有八万四千种静坐的方法，都离不开专注和观，最多是专注与观的比例不同。

我们进一步观察——专注，是谁在专注？当然是一个"我"在专注眼前的一个东西。这种专注，可以透过五官单一或多个的作用，再加上念头来守住。守住，自然让我们注意力集中，最后让眼前的客体不动，或让它缩到一个点。

我们通常说让这个点消失，或说变成超越时—空的奇点，最多也就是让主体和客体合一。但是，只要我们一从静坐带来的这种合一状态退出来，这世界也就又恢复成主客对立的架构。"我"和眼前专注的对象，又变成了两回事。

然而，我们每个人还是想得到这种合一的"超常意识状态"（altered state of consciousness），而这种意识状态是平常生活中没有的。确实，我们每个人只要有静坐的经验或是很投入练习，都知道我这里所讲的超常的意识状态，而且，我们会认为这是白天和晚上一般没有的，把这种状态当成是我们想找的 *turiya*。

然而，这反而会误导我们，而给我们一种错误的观念。

我过去常常讲，我们想找的真实，就像冰山在海面下的部分其实远远大于露出海面的部分。我用这个比喻来表达确实有一个超常的意识状态。但是，没想到连这个比喻也不贴切。其实，这个"超常的意识状态"

是我们本来就有的。不用找，它就存在。在冰山的上面也存在，在海面下的部分也存在。

观，也是如此——是一个主体在观一切。这个一切，就是客体。我们在这里也可以选择把单一的客体，变成各式各样的客体，也就是眼前的全部。比如我们透过眼根的观想，最多是用眼睛扫描眼前全部的东西，让它自己过去，不去抓它。但是，还是有个主体在知道。听，也是一样的。比如说观世音菩萨的耳根圆通法门，也就是让所有声音扫描过去，我们轻松知道，但是不去干涉任何声音。这时候，全部的声音，就是我们这里所讲的客体。

读到这里，相信你也会自然发现，"全部生命系列"所谈的醒觉，其实和静坐的集中或合一（无论是透过专注还是观）一点都不相关。醒觉，不是透过任何费力或动可以取得的。我才会说，"全部生命系列"所带出来的 *sādhanā* 练习，是随时可以做的。它其实不是一个"动"的练习，更好说是一种提醒或反省——我们本来就有的层面。假如用"动"的语言来讲，我们最多只是承认，然后接下来承担起自己真正的身份。

我之前才会用这个比喻，一头狮子，过去可能以为自己是猫，还会学猫叫，想尽办法熟练猫咪一切的行为。有一天，它突然知道自己其实是狮子，不需要别人教，它自然会像狮子一样吼。同样地，我时常会跟朋友半开玩笑：难道神还需要静坐？需要练习？需要苦修？假如我们知道自己跟神从来没有分手过，我们也只可能选择让它自己浮出来，倒不是透过人间的任何造作，来取得本来就有的本质。

　　再回到无梦的深睡，我前面提过，一个人醒觉或不醒觉，差别就在于他知道或不知道在无梦深睡。其实，连这种表达本身也只是一种比喻。这种说法，最多也只是在表示——假如我们把一体当作任何主体之前的本体，我们醒觉、知、觉的意识，最多也是我们随时把一切的注意，彻彻底底住在最源头的主体。甚至，让它不知不觉滑回"我们认为的根源"的更前面——说不清的前面，描述不来的前面。

　　我们能做的，只是把注意力轻轻松松摆在人间相对意识的根源或主体，而且轻轻松松地住在主体，自然会发现，全部被我们称为的客体、现象或经验，竟然跟着消失了。我们也自然发现除了真实、一体，什么都没有，只有它存在。

突然，我们从一个充满客观的现实（objective reality）落回到一个纯粹主体的意识（subjective consciousness）。最不可思议的是，这客观的现实其实是虚的。反过来，是主体的意识才是真的。这是我们一生或是多生多世也想不出来的。

这种领悟，不光跟静坐的专注与观完全不相关，而且跟我们一天下来的任何状态也不相关。我们白天、晚上、做梦、不做梦，都可以轻轻松松住在这个主体，甚至是定在这个主体的前面。也就这样子，没有什么东西可以观察到或观察不到，全部的矛盾也跟着消失了。

回到"一个人知不知道无梦深睡"这个比喻，其实重点不在于他知不知道自己在无梦深睡，反而是随时都在"知"，一天下来都定在"在"，停留在"心"，倒不是知不知道自己在无梦深睡或是在做梦。甚至，不是靠知道什么东西或任何东西。

虽然如此，一个人只要住在或定在"知"，自然进入无所不知。

这一点，可能是我们头脑中最难理解的。但是，这几句话，也就可能把无梦深睡的谜给解开了。

我们平时不知道有一个无梦的深睡，是因为我们随时都有二元对立，都活在两两成对的二元架构里。我们把无梦的深睡，也当作一个具体的客体，也就只好在白天睡醒后，才隐约知道这个客体可能曾经存在。

但是，假如我们突然发现，其实没有这个二元对立的架构——没有主体，没有客体。甚至，就连"一体"这个比喻都不存在。这么一来，我们也就突然明白，除了这个没有存在的任何体（为了方便比喻，我们还是勉强把它称为一体），没有其他的东西存在。我过去才会说没有二体、三体或其他体。

是站在这个不存在的一体，我们才有资格感叹——白天的清醒、夜里做梦、无梦的深睡，竟然都是一样的，没有任何差异。

我们过去竟然会以为白天醒着的梦、夜里睡着的梦、深睡的无梦——这三者彼此是不一样的。我们完全没有发现，这些最多是透过五官的觉察，再加上头脑的"想"制造出来的印象。在这样的架构下，我们竟然会不断想去区隔，甚至衍生出第四意识状态 turiya 或醒觉。

我才会说，站在这个主体（如果到这里还可以把一体称为主体，而你已经知道这不是正确的表达），我们老早是圆满和完整。无论我们睡或不睡，都已经是完整。

毕竟，假如只有它存在，又是谁可以知道是完美或完整？一体，没有任何特质可谈。我才会说，用任何语言（包括在·觉·乐）来逼近或表达一体，不光是多余的，其实也是不正确的。

这些观念，对我们头脑而言还是最难理解的。我最多只能说，是轻松不费力让它浮出来，让它自然展开，让它占领我们这一生的全部。

你可以想象，我等了多久，才有机会对你讲这些话。我相信你会同意，假如我在最初期就用这些话来分享，你绝对不可能听懂的。甚至，我敢讲没有一个人可以听懂，毕竟这不是透过头脑的逻辑或理性可以掌握的。

有意思的是，经过这些作品不断地补充，我相信你读到这里已经一点都不会惊讶。也自然会发现，我不断说"领悟到这些"是我们这一生、甚至生生世世最重要的功课，这句话，其实一点都没有夸大。

确实，就是如此。

12
脑落在心

　　假如我要再用一个比喻来切入无梦的深睡，那么，也就跟一个小婴儿刚生出来时一样的，是脑落在心。

　　如果要表达得更贴切，一个小婴儿，他的脑其实还没有发展，一切也只有心。小婴儿是透过慢慢发育，加上学习、教育、人和人的互动，才发展出一个完整的头脑，也就进入我们的人间，进入一个二元对立的世界。小婴儿逐渐长大，自然变得以头脑为主，而心跟我们一般人一样落在背景。他也就自然忽略掉心本来就在那里，而且一向是扮演比较资深的角色。

　　小婴儿的脑落在心，是随着成长慢慢失去。在无梦的深睡，脑落在心的作用也是短暂，而不是永久的。睡醒后，很快脑又浮出来。浮出来后，我们最多只是记得，透过深睡，好像留下了一个舒畅的印象。

然而，一个人醒觉，是彻底的脑落在心，随时只剩下心，以心为主。如果借用前面"主体—客体"的架构来表达，也就是只有主体，而接下来，还是只有主体。除了主体，什么都没有。

然而，这个主体和我们一般所讲的主体不一样。人间的主体，是透过客体才可以区隔出来的，是站在主体与客体的互动才成立。但是，这里所讲的主体，其实是在人间任何体前面的体。

严谨来说，讲主体也并不正确。毕竟主体是要透过客体来定义的，只要谈主体（任何主体）最多还是在相对的源头。然而，我指的"心"，其实是在主体之前，最多只能称为一体或绝对。

它的意识地位，不是落在身心哪一个点或任何点。反过来，是在一个没有体的体，或者无所不在的全部存在。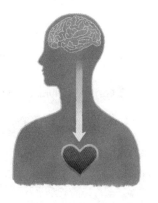

过去我用种种的图画来表达"脑落在心"，那些表达，其实并不正确。但是，当时我也没有什么更直接的方式可以代表。

仔细观察，我们讲"脑"，倒不是脑部的脑；心，也不是心脏的心。这里所讲的脑，包括全部一切的现象，包括世界、宇宙、人、动物、房子、植物……完整的人生。我们可以看到、听到、想到的全部，都还在物质的层面，都是头脑投射出来的现象，也就是念相。心，则是在表达一体，是无思的一切，也就是生命的一切，永恒、绝对的部分。

脑落在心，这句话是在表达——绝对的部分，远远比我们相对局限的部分更大，而早晚会希望把它吞掉，把它带回自己。

我过去也用这张图来表达，从脑落到心的好多种路径里，臣服与参，是最直接的方法。你也听过我说过，是没有方法的方法，无为的为，没有路的路。一样地，这种表达也不正确。

毕竟，本来就没有路，没有任何法，都是人制造的。其实，就连说它是最直接或没有法的法，都不是。就是因为没有任何东西可以称为法，我才会说臣服和参最多是在提醒——我们本来就有的部分。

用我在《定》的语言，可以说无梦的深睡是 *nirvikalpa samādhi* ——小定，而一个人醒觉过来是 *sahaja samādhi*，是大定，是不动的定，平等的定。虽然我们用"大定"来表达这种状态，但对一个住在大定的人来说，就像一个人在无梦深睡时，这些话全部都跟他不相关，对他都没有什么意义。

他在大定中，没有什么观念，也不会认为自己在大定中。假如他还认为自己在专注或在一个大定中，其实他根本不可能是大定。就像无梦深睡的时候，就是没有念头，没有一个念相，才可以称为无梦深睡。假如有一个念相，当然也就不是在无梦深睡，而可能是在做梦，或已经睡醒了。

一个人在大定，也是如此。他完全投入心，住在心，接下来，没有一个东西不是心。怎么可能还有一个大定好谈的？

是偶尔，他这个心把头脑投射出来，而头脑有它的作用，要办事，要运作，才有一个"有"，有一个人生好谈。但用完后，也就自然把头脑收回来，收回到心。

站在心，什么都没有。一切，只有自在，样样都自在。就是需要用脑，脑也不会再带来烦恼。我们不会再刻意想规划，或还去担心该做什么、该筹备什么、该改变什么。完全没有，完全是从心在指挥脑该怎么做。

然而，就连这几句话，我们也会自然发现最多又只是比喻。

心不用指挥，甚至不用动。心和脑最多是两面一体，不费力地达到共振。并没有一个体在指挥其他的体，或还希望转达什么。其实，就连这个"体"的观念，或说在指挥、在督导、在转达，跟心是完全不相关的。最多只是我们在这个"有"的人间在看，而还想勉强做一个不完全正确的说明。

13

把你送到
一个最好的老师的门口

我们一起走到这里，不知不觉已经进入一个意识层面。这个意识层面，我们过去会认为不存在或太遥远，好像跟自己不相关。然而，我相信到了这个时候，我们的看法已经完全不同。

我们现在知道，这个层面其实可以影响到这一生的每一个角落，对每件事、每个人都有直接的影响。接下来，我们也可能进入一个没有回头路的路，知道生命有一个神奇、奇妙而美的部分，是真正在等着我们的。

然而，就连这几句话，听起来又像是一个遥远的比喻。

我之前承诺过，透过"全部生命系列"，我可能扮演的角色最多只是把你我交给一个最好的老师。一样地，他随时在等着我们。

我也提醒过，这位老师倒不见得是一个人，不见得有一个肉体。其实，连一棵树、一块石头、一只动物眼前看到的天空，都可以成为老师。但因为我们人类有一个架构，有一个相当特殊的能量场（也可以称是一个很具体的意识范围），大家从古至今都隐约知道，其实还是接触一位和我们一样有血有肉的圣人，转变会比较快。

和我们想的不同，倒不是这位老师可以传达什么理念（任何理念，还是头脑的产物），而是可以让我们接触到他的生命场。这样子，带来最大的转变机会。这也是我之前提到的 *satsang* 的观念（*sat* 是梵文的"在"或真实，sang 是"一起"，*satsang* 也就是与真实同在）。

无论如何，我进行"全部生命系列"唯一的出发点，也只是希望把你我交给一个对你最适合的老师。也就这样子，"全部生命系列"可能扮演的角色也就完成了。

我过去也表达过，我们找老师，最多也只是在投射自己的意识状态。假如我们谦虚又诚恳，真正领悟到这里所讲的话，而不是停留在一个理论的层面，我们也自然会找到一位老师，他反映这些特质，就可以进一步把我们拉回到心。

反过来，假如我们读到这里还把这一切当作遥远的比喻，而还有一个"学习"或"得到"的观念甚至还想辩论或有种种的情绪和念头想分享，那可能我们找的老师最多只是反映这些状态。我们或许接下来还要追求一些细微的能量、一个美丽的天堂、一些脉轮开启的转变和其他微妙的境界。当然，这方面的老师是数不完的，也可能带着我们再进入现象的世界。让我们在身心变化的层面，想要告一个段落。

其实，任何情况都没有什么对或错。我们也只能说一切是刚刚好，最多是反映我们当时或这里现在所需要的。甚至，其实也没有什么时间可以耽误。哪怕事后认为又耽误了一生，但从更大的层面来看，一切也就是刚刚好，是我们这一生所需要得到或完成的。

严格讲，这个人生，无论如何都是虚构的，还是头脑投射出来的，说到底也没有什么可惜或耽误可谈，一切最多是顺其自然。我们在人间所认为的自然，最多是符合过去老早安排好的业力，只是透过业力的蓝图，完成它自己。

尽管讲了这么多，我担心你我可能还是听不进这些话，或最多是让它落在一个理论的层面，倒没有彻底领悟，更不用讲活出来。比如说，虽然我们理论上懂了，知道觉不是觉察什么，知也不是知道什么，但最可惜的是，我们一般还是不断从人间的行为去衡量一个醒觉的人。甚至，我们也会用这些标准去衡量宇宙带来眼前的最刚好的老师。

我们会不断质疑别人或自己是不是到了某一种程度。却没有想到就连这些程度的标准都是自己锁定的。都是自己透过制约，认为一个醒觉的人或一位好老师该有的。也就这样子，我们不断地继续投射一个虚构的真实，包括"我们"认为醒觉的人或好的老师应该要有什么表现，还在更进一步不断误导自己。我们从来没有想过，用这种尺来衡量，没有一个人可能达到一般人的期待和标准，而我们早晚也只会失望。

我们活在这个世界，本来就是二元对立的组合，一定要透过"动"和"做"，才可以得到身体的观念，并让身体运作。举例来说，我们无论是到洗手间，或简单地拿双筷子或汤匙，都要透过动，都在二元对立的架构运作。我们要讲话，也一定要有个对立，才可以讲出话来。然而，对立本身就是透过比较，从我们有先有后的线性的逻辑所制造出来的。

在这个世界，没有一个人可能没有对立。身体本身是由对立组合的，差别在于一个醒觉过来的人或好的老师，他轻轻松松放过自己的身体，放过周边的人，放过这个世界，而让自己的身体和周边的人完成这一生本来要完成的。

他虽然有这个身体，会老，也会生病，而有时候表面上好像和周边有互动，甚至是激烈的互动，产生了别人眼中的摩擦，可能也要展现魄力去完成一个任务和项目。但这些对他，其实一点重要性都没有。既然要做，就做好。如果不做，也就搁到一旁。他不会让这些眼前的项目或人事占据任何绝对重要的地位，或还认为有什么意义，或以为对真实有什么代表性。

但是，我们站在人间看这位醒觉的人或老师，自然有不同的看法。我们难免会希望样样都有一个意义，也希望一切最好能符合我们个人的期待。结果，当然也只可能是失望。这位老师总是会有某个层面达不到期待，我们也只好再受一次打击。

我认为这种衡量的心态最严重的是，会让我们催眠、误导自己——只要我们认为一个人醒觉，就非要去了解他一切的经过，想知道他的行为或他怎么做。就好像认为透过他的"做"，我们可以衡量出他的"在"。

这是不可能的。

其实，醒觉不醒觉，跟我们在这个世界所做的，一点关系都没有。

醒觉本来就是一个意识的状态，是我们本来就有的。然而，我们活在这个世界，是透过摩擦才可以生存。醒觉和这个世界可以说完全不相关，也可以说一点都没有冲突。

醒觉，最多只是反映我们本来就有的状态。这个状态，只是我们自己不知道，而它跟我们这个世界一点都不相关。

我过去也讲过，站在这个世界，从二元对立的角度来谈，没有一个东西是完美的。样样都是无常，都有生，接下来有死，是透过这种摩擦才可以成立。在世界的范围内，没有一个东西可能称为完美。

反过来，站在整体，没有一样东西不是完美，样样都是完美。比较正确的表达是，样样最多是一个影子，最多是一弹指就过去了，跟完美不完美一点都不相关，对整体没有任何代表性，最多只是反射它自己。是这样，才会说样样都完美。

这几句话，对你我过去可能带来矛盾，但我相信，现在已经不至于如此了。

过去，为什么我会犹豫要不要把"全部生命系列"带出来？一是因为它太完整，要花相当大的篇幅才可能说明，而且，就是说明了，如果一般人没有领悟，也不能透过头脑来理解，反而会造出悖论和不必要的辩论。

另外，我也知道，一带出来这些讯息，大家的注意力不见得落在讯息的内容，反而是落在捎来这个讯息的人，而且还可能拿着放大镜，想衡量这个传信者。然而，这些衡量，不过是反映小我的制约。我们如果找到一点缺点，也就好像找到理由可以否定全部的法，让小我得到一个证据"看吧，就说不可能"。

我们没有真正想过，所谓的"缺点"，是从谁的角度来看？而且，落到个人的角度，有什么东西、有什么行为，到最后不是成为一个缺点？

我们没有仔细想过，每一个人的习惯和文化背景不同。我们所认为的"缺点"，全部都是小我在讲话。而且，这个人间，全部是在摩擦和对立中透过"缺点"组合的。站在人间的角度，我也只能再强调一次，没有一个不是缺点。

也就这样子，我们把圣人从古至今留下来的话，轻易地全盘否定，认为全部不过只是比喻。

这样做，最终损失的还只是自己。但是，我想你也老早知道，就连这么说一样又只是比喻。并不是真的有一个"人"在损失，也没有什么东西可以损失。这些观念，还是头脑制造出来的。

值得我们探讨的，最多是这些法有没有可能让我们得到人生最终的解答，甚至，让我们得到喜乐。在我们人生最痛苦、最绝望的时候，带来一束光，让我们走出来。

这些，其实和传讯息的人已经不相关了。最后，还是要回到自己。

"对我们的作用"才是最关键，而且含着全部的答案。

举例来说，我们对一位上师或老师再怎么欣赏，也不要忘了问自己，这些法对我们个人可不可能带来解脱。如果没有，我们再怎么依赖，再怎么崇拜，再怎么视为偶像或救主，再怎么神化，不光是不需要，接下来还造出更多不需要的错觉。所以，针对"找一位好老师"这个主题，我才会不断重复。

一个人，最多是问自己的心。心，含着一切的答案。心，自然会带着我们走，更不用讲和一位好老师得到共振。

过去的大圣人都明白这一点，才不去区隔或筛选学生，而且根本不在意弟子是不是曾经有过错或犯过罪。他们知道，在这个人间，过去的行为最多只是延伸这个身心的无明，延伸头脑所建立的虚构的世界。只要念头转变，而且这个转变是完全而彻底，让一个人全面落在心，一切，也就洗得干干净净的。过去，也就成为过去。接下来，最多只是讲究现在。

任何人，无论过去有什么行为，到现在都可以告一个段落。甚至我们可以说，在人间怎么表现，跟真正的自己根本就不相关。

但是，话说回来，一个人假如随时住在心，他自然会变得单纯而友善，活出最高的善意。只是，这个善意，跟人间一般评价的某种动作或某句话一点都没有关系。

回到"全部生命系列"和这本书想转达的，我只能用最诚恳的方法来提醒你我，不要相信我在这里所讲的任何一句话。最多是我们把自己当作一个科学家认真投入和练习，看可不可以验证或重现"全部生命系列"所谈的一切。这个决定，任何人都没办法帮我们做。最后，是靠自己的诚恳和谦虚才可以验证到。

但是，假如你我还是选择作一个比较，把注意力又落到传讯息的人，我认为也是相当可惜。无论大圣人过去留下的法门多么宝贵，可以点点滴滴影响到我们的生命，但我们到最后竟然还是宁愿选择制约和自我所带来的痛苦。

这一点，值得我们大家仔细想想。

接下来，我想切换步调，带着你我落实到生活的层面。

这些练习，最多是整合我过去带出来的各种 *sādhanā*，让我们跟一体接轨，或说方便它浮出来。到了这里，我认为，这么"做"比较重要，倒不是再继续分享一些理念。

我也相信，就连这几句话，你都知道最多是不必要的比喻。我们如果真正领悟到，自然会发现——没有什么东西可以让我们跟自己本来就有的本质接轨，更不用讲还有什么练习，可以让本来就有的一体浮出来。这一切，就好像一个人在海里面，还不断地想要找到海。

我过去才会说——我们想找的，我们自己就是它。

我相信，到现在，对你而言，这几句话可能已经活起来了，倒不光是一个观念而已。

练习一：
让"我－在"带着睡眠

　　我们一开始，会集中在睡前和睡醒后的练习。

　　睡前的练习，可以渗透到整晚的睡眠。睡醒后的练习，则是将睡眠中意识转变的特质延续下去，接下来，影响我们一整天的意识状态。

　　我过去常常说，睡前和睡醒后这两个时段最为宝贵。如果懂得善用，对我们意识转变的作用，其实是最大的。

　　每天晚上睡前，首先做"我－在"的练习。如果你喜欢，也可以在"I-Am""我－是""我－我"中选择一个。不断重复"我－在"（或 I-Am、"我－是""我－我"）来配合呼吸。

　　配合的方法，很简单。先让自己轻松地呼吸，自然地一吸一吐。接下来，把注意力集中在一吸一吐。

重复几次，让注意力稳定地落在一吸一吐。

吸气。吐气。

吸气。吐气。

吸气时，在心里默念"我"。吐气时，默念"在"。

吸气——我。吐气——在。

吸气——我。吐气——在。

你如果跟着"全部生命系列"一路走到这里，做过这类的练习，到这里，相信你已经很清楚。

重复这几句话，本身已经是一种表态，一种声明，就像对自己、对世界表达。

这种轻松而不费力的提醒或声明，其实也就反映了"我－在"的作用。这才是真正的重点。

透过"我－在"，我们轻轻松松把全部的烦恼、白天要面对的大大小小的问题、心里全部的伤痛……全部交得干干净净。

"我－在"也含着最高的信仰和满满的信心，知道一切都不用担心。一切，最多只是在符合一个我们不可能了解或知道的最高的蓝图。我们选择让这个更高的蓝图带着自己活出一切，同时选择不干涉也不改变。

"我－在"也含着一种最不费力，但又最彻底的臣服。

透过"我－在"——最诚恳的心的状态，我们充分知道自己这一生来不可能做任何伤害别人的动作。

透过"我－在"，我们已经和一切合一，把样样都当成自己。当成了自己，也只可能是友善的对待，我们不可能不这么做。

爱、鼓励、称赞、尊重、放过别人，最多也只是爱、鼓励、称赞、尊重、放过自己。我们也不需要再加一个念头，认为还有什么好事或服务好做的。这样，我们已经随时活在最大的善意里，而这就是最高的服务瑜伽。

不光如此，我们也进一步知道，就连好事、坏事、善意、恶意的区隔，都是多余的。就是过去有这种分别和区隔，我们才有人类的特质，也才把自己束缚了那么久。

就这样，"我－在"已经包括了全部练习最高的法门，也含着最高的真实。

我们随时集中在"我－在"——不是刻意去想，而是轻轻松松让这两个字的用意浮出来。我们自然会发现，这一生不知不觉中已经转变，而且转变得相当快。

即使夜里还是睡不着，也只要不断重复"我－在"。

只要观察，自然知道"我－在"的作用远大于睡眠的转变。这一来，失眠非但不是问题，反而让我们多一点时间来练习。也就这样子，失眠失掉了它的重要性。睡或不睡之间的差异也不知不觉消失了。我们也就自然对自己声明——一切都好，一切都一样。睡着也好，不睡着也好。

我们可以试试看，用这种态度来面对睡眠或失眠。

最重要的是，假如我们睡着了还带着"我－在"，梦的品质自然会跟着不同。

然而，这种体会跟我们现在所认知的其实完全不一样。只有亲自体验才算数，其他最多是理论、观念或头脑的投射。

进入这种睡眠，不光是影响睡眠的质量，我们自然能体会到，就连隔天整体的状态都受到影响——我们会比较稳重，对样样好像都站在一个更远、更大、更广阔的角度看，倒不会样样都计较。面对问题或烦恼，我们也自然知道会有一个更好、更透彻的方法可以解决。解决了，也就把样样问题挪开，不再跟着问题打转。

我们也会附带发现身体功能的变化。比如呼吸自然拉长，吃饭的速度变慢，而消化比较顺，血液循环比较稳定而顺畅。体质，也跟着一起转变了。

长期做下来，不光我们认知的世界会改变，连个人的行为也会跟着改，兴趣和性格也跟着不一样。过去也许很外向，自然就转成内向。以前沉迷的嗜好，也不再有吸引力。

一天下来，随时随地我们自然会期待重复"我－在"的练习。心里知道透过它，我们竟然可以体会到——没办法体会到的最终的真实。

练习二：
绳子的练习

睡眠本身是重要的修行工具。我们进入睡眠的状况，也就是在准备自己每天随时体会到一体。有些朋友透过观想，可以把练习更标准化或具体化。在这里，我为这些朋友另外带出一个很有效的方法，不光结合臣服与参的练习，而且，对于失眠的朋友可能会有直接的帮助。

这个练习相当简单。

我们躺在床上，看着任何东西或念头，把每个东西、每个念头接上一根很细的绳子，再接到自己的心。例如，眼前看到天花板，把天花板拉根绳子连到心。想上洗手间，把"上洗手间"这件事拉根绳子连到心。想到明天的事，把明天的事拉根绳子连到心。有恐惧的念头或感受，把这个恐惧拉根绳子，连到心。

有任何念头，倒不需要踩刹车，最多只是不断拉根绳子，回到心。

一切，只是透过这根绳子拉回到心，也就清清楚楚知道——全部，还是"我"投射出来的。这根绳子，还是停留在"我"。透过这根我的绳子，自然让我们体会到它的来源，也就是心。

只要提醒自己或领悟到这一点，其实，我们也发现，眼前的东西，透过这根绳子已经融化到心，而本身也消失了。

当然，念头还是会继续来。但是，不管什么念头，我们透过这种方法，不光可以把念头连接到心，还可以让它自然解散。

重复几次，我们自然会发现，念头愈来愈少，而我们的注意力会愈来愈微细。甚至，几乎可以逮住每一个念头。

接下来，什么事、什么功课都不需要做。

最多是把每个念头，拉根绳子，回到心，化到心。

这个心，不是心脏的心，是内心的心。假如一定要勉强指个位置，也可以把它当作胸腔的中心。

只要有恒心，无论是不是失眠，每天随时做，我们自然会发现——对每一个念头，自己愈来愈可以清楚地看到。这一来，在情绪上可以踩一个很大的刹车。

这种练习相当重要。我希望大家在睡眠前后，可能体会到什么是念头和念头之间的空当。这个空当，也就是觉。

觉，是我们还没有觉察到任何东西前就存在。它本身是最原始、最根本的意识状态。是透过没有念头、没有观念、没有觉察到任何东西，我们才突然体会到。

我们也会自然发现，其实我们就是它。它本身是我们生命的本质，是你我这一生非要体会才可以完成的最大的功课，也是我们今生最重要的目的。

睡前做这个练习，也就好像我们到了睡眠中还在继续进行。醒过来也一样。把睡觉和清醒都连起来，我们比较容易体会到什么是觉。

我们透过这种观想，把所有问题交回到心，自然发现没有一个东西可以独立存在。一切好像存在的，最多是反映一个头脑带来而本来不存在的制约。说到底，不光连念头都没有，连心也没有。接下来，最多又只是一片宁静。

还有念头，我们又最多把它交回到心。直到我们彻底体会到一切都是虚的，也就不再需要做一个虚的动作。剩下来的，只有沉默。

这个练习，本身也是含着臣服。

臣服，本来就是把样样交回给心，也就是在肯定除了心之外，什么都没有。一样地，我们透过观想，不断地用绳子把样样交回给心，也就是肯定——心的力量，远远比我们个人或头脑可以投射出来的更大。

我们最多是承认这一点，把自己交回给心，让心带着我们走下去。

长期做，到最后也一样的，我们想臣服的东西和念头，其实不存在。既然不存在，也没有臣服的必要。甚至，也没有一个心来接受这个臣服。接下来，一样地，只有一片宁静。

这种练习，我发现，只要做就会带来不可思议的效果。透过不断观想这根绳子，我们已经在建立一个新的回路，让我们从任何角落，都可以找回从头脑到心的一条路。

就连白天，遇到事情都可以做一个观想，很容易让头脑踩一个刹车，让我们从人间的框架跳出来，到一个更大或更深的层面，来面对眼前所体会的现象。

前面提到，这个练习结合了臣服与参，其实道理相当简单。我们透过一根虚拟的绳子（本身是念头），把虚拟的头脑产生的一切观念，全部交给或臣服到一个虚拟的心。同时，在进行的过程，这种重复本身会对我们所有的念头踩一个刹车，而突然让我们去追察——为谁，有这根虚拟的绳子？而谁还知道有一个虚拟的心？既然一切都是虚拟的，这根虚拟的绳子又可以交给哪一个虚拟的心？

在这种可说是翻天覆地，却又理所当然的启示中，我们自然进入沉默，讲不出任何话，提不出任何观念。我们也自然体会，其实我们老早就是它——我们这一生想找的全部答案。

再讲个透彻，爱、喜乐、宁静、涅槃、在·觉·乐，我们倒不需要特别去找，因为我们就是。

这种领悟，是随时都可能有。我们最多是需要在念头踩个刹车，让自己回转。

假如我们很认真做这种练习，自然会发现，人间带来的一切，无论什么经验、什么人、什么东西，不知不觉变得像一个影子，跟我们自己重叠。透过这种练习，我们自然可以轻松不费力，让眼前的现象完成它自己。

我们可以想象，假如在处理事情，还可以随时对自己做这种提醒，其实我们已经老早把一切交给心，也就等于让心在处理事。我们会发现事情自然处理得更好、更圆满、更妥当。

回到睡眠，假如我们每天晚上可以做这种练习，我们自然会发现自己是透过宁静或沉默进入睡眠，夜里的梦也会减少。就是还有梦，我们也很容易记得。无梦深睡的时间和频率都会增加，自然让我们可以得到"好睡"。

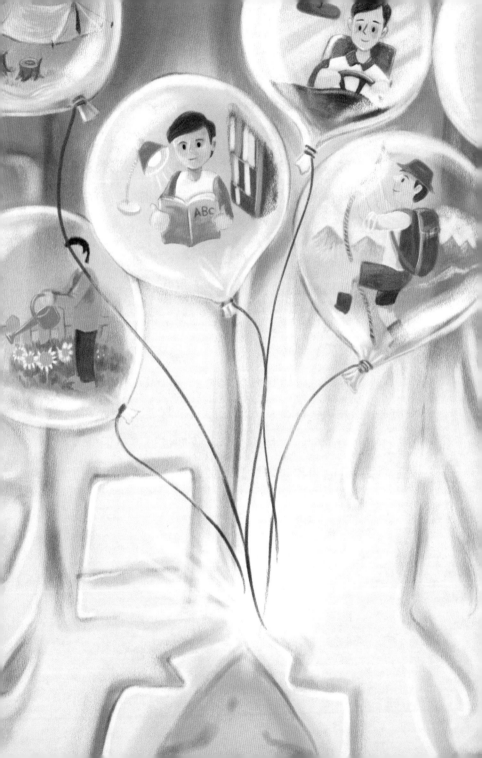

练习三：
把心里过不去的难受，
当作最大的功课

前面的"我—在"的练习，我发现对一般心里感觉受伤或失落的朋友特别有效。但是，有时候我们可能还是念头很多，踩不了刹车。尤其是亲密关系破裂时，心里好像破了一个洞，或者认为自己伤害了对方，充满后悔和内疚，都会让人不断地希望再重复过去，就像想要重新来过，看有没有机会修正、弥补，甚至是改变过去。

这种状态，我相信我们多多少少都有过而可能让我们安静不下来。无论做任何其他的练习，不知不觉又会回到过去记忆的回路，就好像非再经历一次不可。但是，透过再一次的经历，还只是带来数不完的痛。

对这些朋友，我过去也带出来一个方法，经过多年的观察，确实有相当好的效果。

这个方法，是采用观想。是把跟我们有纠结、有冲突、可能被我们伤害过的人观想起来。在观想的一开始，他可能还很遥远。我们也许只能想起他的名字，或是一个称呼。

在练习中，我们把这个人从一个名字一步步带到眼前。就好像他从很远的地方来到我们面前。这个过程愈慢愈好，这样子，我们才可以集中在他身上。

不光是把这个人慢慢带到眼前，连他的脸、他的表情、他的姿态、他的身影、自然愈来愈具体、愈来愈清楚，就好像这个人真的在眼前。

这时候，让他慢慢地接近我们，看着我们。我们也看着他。甚至，假如可以，最好是眼睛对眼睛地看着他。假如观想不了，或这么观想会带来严重的不适，那么，不直接看着他的眼睛也没有关系。

让他的脸孔或眼睛停留在眼前最少三十秒，或持续到我们可以守住的时间为止。观想的画面稳定下来之后，我们从心里面对他说：

I'm sorry.

I'm so, so sorry.

我对不起你。

真的真的对不起你。

Please forgive me.

Please forgive me as I forgive you.

Please forgive me as Your Self.

Just as I forgive you as My Self.

请你原谅我。

请你原谅我，也让我原谅你。

请你原谅我，原谅你真正的自己。

让我原谅你，让我原谅真正的自己。

这几句话，你可以用自己的表达方式，把它变成一个咒语，重复再重复。重复到让它诚恳地落在心。

前几次做，你一开始也许会觉得不自在，没办法真心说出这几句话。但认真重复几次，完全投入，你会发现有很深的情绪从内心涌出来。你可能会掉眼泪，甚至大哭，心里会觉得很痛。但是，你也自然会发现，原本埋在心里很深的一个结，也就打开了。透过这几句话，我们其实只是建立一个管道，让原本塞住的能量或痛苦流出来。

假如每次做都还有很强烈的情绪，那么先暂停其他的练习，只要重复这个练习。遇到睡不着或失眠，就拿这个失眠的空当，当作最好的机会来重复它。这么做，一点一点让过去累积的业力锁链松掉，或让它完成自己。我们不再干涉它。最多，只是重复前面示范的这几句话。

总是有一天，你会发现重复这几句话不再带来一层能量或刺激。接下来，就回到"我—在"的练习。

为什么要回到"我—在"的练习，这个道理是：只要我们情绪缓解下来，还是要不断提醒自己——其实站在我的本性，没有什么事情叫对或错，没有受害者，也没有加害者。没有罪，也没有善。一切，老早都是完整而完美。不完整或不完美，是我的头脑产生出来的。而现在，我终于明白了。

我相信，你只要采用这个简单的观想，本身就带来一个最深的疗愈。我们这一生遇到任何人、东西、生命、事情的难题，都可以这么做。假如这些难题给我们带来相当大的困惑或负面的影响，更可以这么做，而效果会相当直接。做下去，不知不觉也带给我们勇气去面对过去的画面，甚至面对这些人。

也就这样子，我们可以克服心中样样的阻碍。但是到最后，我还是希望我们回到这一生最大的一堂功课——把自己找回来，彻底知道自己是谁。

练习四：
接下来，还可能需要参吗

一个人不断重复"我—在"，也就自然发现头脑安静下来，念头减少或甚至消失，也就这样子不知不觉睡着了。

但是，有时候念头虽然减少，还是停不了。到现在，如果我们一路跟着"全部生命系列"的练习，也就自然进入"参"。

即使我们偶尔还有一个念头、一个感受起伏，这时已经可以清楚看到它，接下来还是要参——

为谁，有这个感受？

为谁，有这个念头？

有这个感受和念头的，是谁？

心里不平衡的人是谁？

内心不安的是谁？

心里还有痛，还有失落的是谁？

谁，还放不过这个世界，还认为任何东西有重要性？

是谁，把烦恼守得紧紧的，交不出来，甚至连上苍都不放心交给他？

是谁，认为这个世界是真的？

是谁，认为自己的问题有绝对的重要性？

为谁，认为别人在欺负自己，或者刻意作对？

是谁，认为样样都不顺？

为谁，还要改这一生的命？

是谁在担心明天不顺利？

是谁为了心中的一件事不断地忧郁？

是谁在后悔？

是谁需要重复过去？

为谁，还想修正自己？

为谁，想改变这个世界？

是谁，担心自己睡不着？

是谁，没有安全感？

是谁，担心养不活自己，养不活家人？

为谁，心痛到一个地步，认为没有别人可以理解？

是谁，眼泪还流不完？

是谁，想放弃这个生命？

是谁绝望？是谁没办法接受自己？

是谁认为自己倒霉？

是谁，不想活下去？

是谁不断地担心自己来不及？

是谁还有话想交代？想讲清楚？想重新来过？

是谁，知道自己有疾病？

是谁，想取得快乐？

是谁，期待人生的美梦？要有一个好的结果？

是谁，认为这个世界不公平？

是谁，担心别人看不起？

是谁，还想比别人更好？

是谁，还想完成什么工程？想救这个世界？

是谁舍不得这个身体？

你不管怎么去寻、去参、去问，最后的答案，最多只是一个字——"我"。

一切，都是从"我"延伸出来的。包括全部的烦恼，是透过"我"才有的。

继续参下去，那么，我又是谁？

这时候，不要追求一个答案，比如"我是某某人物，什么名字，有怎样的特质"……倒不是这样子。

我们已经充分知道——

"我"是虚的。

"我"是头脑的产物。

"我"不可能有一个独立的存有。

"我"对真正的自己，一点都没有代表性。

"我"骗了自己一辈子。

"我"虽然是虚的，却是过去、现在、未来所有痛苦和烦恼的根源。

"我"含着一切的答案。

是"我"制造这个世界，而这个世界和"我"一样都是虚的，都不存在。

这个在人间任何体之前的主体，也就是我不断地提醒——透过"参"可以回到的最根源的"我"。而这个"我"，是在"小我"之前的"我"，是在任何动力之前不费力的"在"，本身就是我们全部意识的根源。

我们一般想不到的是，它含着一切，我们人生点点滴滴的经验，全部都在里面。而最不可思议的是，它是我们每一个人的共同点。

再参下去，最多只可能是—没有话、没有念头可以描述的答案。

就连说"答案其实是没有答案或沉默"这种话也是多余的。只要落成字句，它本身还是头脑造出的幻觉。

我们也只能勉强说——没有答案的，就是我们的答案。

我相信，在前几个作品的阶段，或是只透过读书会的分享，你可能还觉得参的练习相当吃力，而不太能够进入状态。

但是，假如你一步步走到这里，而且很诚恳、很谦虚地练习，自然会发现，这个时候，没有答案的空当，已经从一秒，增加到两三秒，甚至几十秒。说不定，在这个没有答案的过程中，你睡着了。倘若如此，这个作用会是天翻地覆的大。

讲到这里，我还是要提醒，这是靠你亲自的体验，而不是用这些叙述在头脑产生一个观念。不要因为我这样讲，你又觉得应该要体验到什么。而是抱着单纯谦虚的心态，无论什么体验来，什么体验走，来来去去，都不重要。你最多只是一再地回到方法，这样才踏实。

假如过去很诚恳做过这些练习，你会同意我之前说的——参，是为最成熟的修行者带出来的。它跟宗教没有任何关系，也不属于任何门派。参，最多只是一个人接近没有念头，把人生看穿，自然会产生的问题。

我敢进一步强调，不要小看"参"的作用。一般人假如没有准备好，（我指的准备好，是不只这一生的准备，还有过去数不完的生生世世的准备）可能根本不会接触。就是接触了，也自然会排斥。无论我怎么劝说，你也自然会放弃。

反过来，一个人真正成熟，也就是智慧的门户在打开，会发现参甚至不能算是练习，最多又是一种反省或提醒，或像我前面提到的，是肯定、承认、表态、声明——本来就有的，真正的自己。

所以，参"我是谁？"表面看来好像是在提出一个问题，但有意思的是，它其实不是个问题，而是一种肯定、声明和表态。

不断地重复这种提醒，我们会发现，透过这种提醒的确定和表态，最多是建立一个信仰，也就是对自己的信心。我们让这种领悟浸润到每一个细胞、每一个层面、每一个体——我们的全部。

不断地参，让我们的头脑没有第二个地方可以躲藏，自然会逼着它最后反过来看到自己，而被这个自己完全吸收，完全融化。

这倒不是说用参来让脑消失自己，这是不可能的。一个东西（脑）本来是虚的，倒不可能有这个本事消失它自己。我们最多只是透过参，把头脑带到心或一体的门口。心舍不得，也就突然把我们拉进去，吞掉我们，融化我们。

我们再怎么去想、怎么去表达这个主题，最终还是离不开语言所带来的限制。到最后，表面上好像还有一个机制、一个步骤可谈。然而，假如有一个机制，是去融化全部的机制，到最后，一个人自然会用参来表达这个机制。

我过去遇到许多朋友，他们说自己没办法修行，因为从来没有接触过宗教，而且自认为是理性、务实的无神论者。我知道，跟我讲这些话的朋友，是在很诚恳地反映他们的想法。我自己同样是理性而务实的科学和医学背景，也可以理解他们的用意。

但我在这里也要提醒，或许我们可以反省一下，这种话是不是反映一种傲慢——认定灵性和宗教是不科学、不理性、不存在的迷信，而且认为这个迷信非但不够踏实，还可能带着错觉。

然而，无论如何，面对这些朋友，我的回答也就是——

太好了！我就在等着接触最不信的人，最务实的无神论者。这样的人，反而没有任何宗教的包袱。

无论"全部生命系列"转达了多少观点，你倒不需要去相信任何一句话，而是可以打开心胸，拿自己做实验。你只要这么做，自然会体会到，我在这里所讲的，全部都可以验证。

然而，说验证，其实是要拿自己的生命、自己的心来验证，倒不是透过理论的争辩来验证。

确实如此，过去和我接触的朋友，对"全部生命"

的观念最感兴趣的反而是一群没有修行、没有宗教观念的朋友。他们可能是各领域的专家，包括医学、科学、工程、管理、服务……然而，透过"全部生命系列"，无论从哪一个理性的层面来切入，他们自然会得出这样的结论——这里所表达的其实是完整的生命科学，也就是我过去称唯识的科学。

就像几百年前，人类相信地球是平的。然而，地球是圆的这个事实，其实跟世人相不相信没有关系。一样地，这一个完整的生命科学，跟我们相不相信，有没有信仰也一点都不相关。而且，透过"全部生命"的观点，我们自然可以克服任何领域或理论所带来的盲点。我才会同意这些少数国外朋友的看法，认为可以把这里所讲的"全部生命"的观念当作是"科学的科学"或"未来的科学"。

前面提到无神论者没有任何包袱，关于这种说法，我也担心造成另一个误解。在这里，我也必须提醒，不要让这一点再变成另外一种包袱，另一种制约。

回到参的练习和睡眠，我相信读到这里，你对这个练习的看法已经完全不同。在前面，我可能已经回答了我认为对修行者最重要的一个问题。但可惜的是，我到今天从来没有听过任何人问——要用什么心情或头脑的状态来接受参的练习？从古至今，既然参是最为成熟、刚好准备好的修行者所带出来的方法，那么，我们应该保持什么态度进行参？

这个答案，又是非常简单。

也就是前面所讲的两个字"我—在"或"I-Am"的练习，一个人假如不断用"我—在"提醒自己真正的身份，提醒自己—我和神从来没有分手过。神的本质，其实也就是我的本质。只要重复再重复，完全投入这两个字的用意。这本身已经帮我们把意识和注意力往最高的真实移动。

换句话说，透过"我—在"或"I-Am"这两个字，我们已经把自己的地位挪到前面所讲的"任何主体之前的体"——我们最多勉强称它为一体。接下来，也就自然站在一体的地位或身份在参。

可以想象，假如一个人能够彻底领悟到"我—在"的用意，也就自然发现，包括参和任何其他的练习，就连当作提醒，都还是多余的。

练习五：
睡觉前，把全部都交出来

我们每一个人的个性、习惯或气质都不一样，所以，要懂得尝试不同的切入点，来把自己带回一体的门户。

例如，有些人重复默念"我－在""I–Am"或持咒，到最后可能觉得无趣。也有些人比较没小法投入参，而自然选择臣服的路。

坦白讲，对一般人，臣服确实比较简单。只要我们观察，也会发现，臣服这个方法含着每一个宗教的精华。"全部生命系列"是到《神圣的你》先集中在臣服的观念，用了不少篇幅来展开。这么安排，正是因为知道，对我们一般人，臣服是比较容易切入的。

其实，从我个人的角度，臣服和参一样有效。我过去也不断提醒朋友，单是臣服，就可以一路走到底。然而，"底"是什么，不要去分析，也不要去期待。它本身是最有效率的方法之一。也因为如此，每一个宗教都会强调臣服的重要性。甚至，对有些宗教，臣服是唯一的方法。

回到睡眠，在睡前，我们也可以臣服来入睡。这里的臣服，可以分几个层次进行。首先，臣服很重要的一部分，也就是肯定的态度。我们会称为肯定，也就是过去所讲的这几句话：

宇宙不会犯错。

绝对不会犯错。

我所经过的一切，都是刚刚好准备我有今天，可以接触臣服。

任何痛苦、任何悲哀、受不了的痛、说不出口的失落，都只是表面。它含着一个我个人不可能理解的更深的层面。

然而，无论什么层面，最多是符合一个更大的蓝图——生命的蓝图。我也只能信任这个蓝图所带来的一切，包括表面的痛心和悲哀。

我这一生所遇到的一切，包括我现在的状态，都离不开头脑所投射出来的业力。而这因—果和我这一生看到的表面，也都可能不相关。我最多也只能让步，让它完成自己。

　　干涉它，也没有用。吃亏的，还是眼前的自己。

　　如果我还是离不开人间的制约，对这种制约还要做一次没有用的抗议，最多也只是延后它，让它从别的角落再回来一次。

　　透过肯定，我最多只是接受现实。我心里明白，就是不接受也没有用，它还是会转出来完成自己。接受它，我最多只是跟它接轨，让它顺利、尽快完成自己，带着我走下去。我也充分知道，这种肯定，是我这一生唯一可以选择的自由。任何动机或念头，本身也只是延伸制约，延伸不自由的锁链。

　　肯定它，接受它，放过它——我最多也只是承认，真正的自己和人间的一切其实都不相关。真正的自己，不会受到任何现象和变化的影响。

　　接受、臣服一切，最多又只是肯定、承认、表明自己真正的身份。这个身份，远远比我们在这个人间所看的表面更广阔。

臣服，最多也只是重复提醒自己这一点。

讲臣服，最多也只是臣服到自己，而这个自己是真正的自己，绝对的自己。

就这样，我们把自己全部的问题交出来了。

接下来，还有什么没办法臣服？或还需要臣服？

还有什么观念会把我们绑住？还值得分享？或值得重视？

除了这一点，还有什么比这更真实？

只要一个人不断这么提醒自己，不断接受一切，甚至，就算还有念头，还有烦恼，还有反弹，都可以接受——接受自己没办法接受的。一路这样接受下去，最后只剩下满足。一个宁静的空当，一个没办法解释的喜乐，一个充满的爱，一个没有形状的形状。

这时候，如果还有念头或情绪，我们也可以再一次轻松地把这个念头和情绪交出来。

这样子睡着，我们自然会发现，不光睡眠的质量会大幅改变，我们做梦的频率和内容会跟着改。而且，睡醒后的心情和稳重度会完全不同。本来好像很严重的失眠或烦恼，也跟着消失了。

失眠会消失，因为它对我们已经没有什么重要性。

我们竟然可以改变自己面对失眠的态度，甚至欢迎失眠带来一个机会，让我们可以不断地透过臣服，把洋葱剥到底。剥到底，只剩下一体。这么看，失眠其实是带来人生最宝贵的转变机会。

这，也就是一种反复的心理作用。

有时候，我们愈不想要或愈怕一个东西，反而已经把它成形了。反过来，不去想它甚至刚好颠倒去欢迎它，它反而自然离开我们。

面对所有问题，都是一样的。

我才会说，遇到为难的情况，不要急着做决定，大可把它睡过一夜。这么说，并不是要你不去克服这个问题，只是不从头脑的层面去解决。

试试看，问题反而会自己消失，或者，是我们从更深的层面，得到一个解决的方式。

我们可以用这种态度面对生命，看接下来还有什么问题可以存在。

练习六：
透过刚睡醒的瞬间，做一个全面的整合

对我们一般人，是早上醒来，才体会到夜里做了梦，或者体会到无梦深睡带来的"好睡"和休息。

早上一睁眼，或还没有睁眼，却隐约知道自己醒来了，这个瞬间是一天最重要的一个练习机会。不光是练习的机会，还是效果最好的时段。甚至，可能影响到接下来一整天的意识状态。

我们只要仔细观察，就能体会到，自己刚醒过来的时候，可能有一秒或最多几秒进入一个知道又不知道的状态。就好像我们只知道头脑还不清楚，对自己和周边的认知还没有出现一个肯定或区隔，只是多少知道已经睡醒了。接下来，我们在这种状态也只停留很短的时间，也许不到几秒，就开始做更细的区隔。例如，我躺在床上，旁边有谁。有天花板、有墙壁。今天要做什么？要赶去哪里。还有哪些事没有完成……就这样，一个完整的人间和烦恼也就出来了。

前面讲这个瞬间"头脑还不清楚"，这种表达也只是比喻，最多是在人间不清楚。然而，这个瞬间其实含着最原始的觉，本身是我们不生不死的本质。觉，不是靠认知或觉察到什么东西。刚好相反，是只要觉察到什么，也就把它盖住了。

是在这个表面不清楚的状态下，我们才轻轻松松体会到自己的本质或一体。所以，前头说"还不清楚"，和事实是恰好相反的。我们是睡醒了以后，才把真实盖掉，变得不清楚。

为什么除了早上醒来，我还要强调晚上睡前甚至整个白天的练习？

一整天下来，我们最重要的就是在睡前让心里安静，把自己带回到前面所讲的状态。这样子，才会有这个空当，可以让我们看到念头从心起伏。不然的话，我们平时匆匆忙忙起床，其实是看不到的。

这个练习，要在睡前就做好准备。这一来，睡着后轻轻松松不费力，这个状态也就在眼前。如果没有做这个准备，从我个人的经验和这几十年来的观察，也不是不可能，但确实很难。

从今天晚上起，就准备好自己。明天早上，你就可以试试看，能不能体会到我说的这几句话。

明天早上，不要匆匆忙忙醒来，也许给自己一分钟或几分钟，好好欢迎或享受这个状态，而不在这上面再加一个念头。你会自然发现，只要有这个动机想这么练习，一体也就好像听到你的愿望，而把意识的门户打开。就好像你想着它，它也会想你，自然不知不觉延长觉的瞬间——从不到一秒，到几秒，到几分钟，甚至，一整天都可能。

当然，念头早晚还是会进来。重要的是，看我们可不可以在这个时候观察到念头的起伏，体会念头或感受是从哪里来的。

我们自然会发现，有一个层面叫心。无论在身心的哪里，这个心，突然延伸出一个念头。过去，这个机制的速度快到一个地步，我们不可能体会到。但是，透过这里的练习，我们安安静静躺在床上，在一个觉的状态，会捕捉到从心出来的瞬间，而竟然会让我们专注到念头的根源。

接下来的练习，也就是看自己可不可以停留在这个——没有话可以表达的根源。

念头和感受当然还是会浮出来，这时，我们试着用参或臣服来面对。

用参，最多也只是问自己——为谁，有这个念头？这个念头的根在哪里？谁在想？谁在感受？

你已经知道，答案也只是——我。

那，我又是谁？

接下来，也就停留在没有回答的答案。

参，最多也只是把全部念头和感受交出来。透过肯定，我们最多只是看着它，观察到它，做一个被动的见证者。任何动机，我们都不断地肯定，不断接受，不断接纳，不断包容，不断臣服。

也就是对眼前的念头和感受，我们心中不断有 It's OK."一切都好""没有事"。无论有念头，没有念头；有感受，没有感受——没有事，都好。

刚睡醒的瞬间，我们的念头还不至于和白天一样，像瀑布流不完。这时，念头还算是比较少，我们还可以看到念头的根源，也可以臣服。这时候的练习，效果特别灵，可以让脑安静下来。而且，这种安静，可以影响到接下来一整天，甚至让我们在白天也可以自然臣服和参。

我们只要从睡醒开始，就做参的练习，不知不觉就会发现，一整天下来，甚至到晚上睡觉前都可以做参。自然，参到最后，没有答案的答案，臣服到最后的沉默，也就是觉。一天下来到睡觉前都是参的练习。甚至，连睡醒了也还是参的练习。这可能是意识转变最快的方法，就我多年来的观察，没有第二个方法比这个更快。

其实，这里所讲的练习，只要做，就有效果。"全部生命系列"走到这里，我一路不断地拿出各式各样的练习方法，就是希望你我不要只是停留在理论的层面，而是能善用这些练习，将观念活出来，带到我们的生活。

我个人最担心的是，还是有许多朋友停留在理论的层面，最多是在理解的层面消化这些练习，并没有实际去执行。

　　我要再进一步提醒——"全部生命系列"带来的观念，包括这本书，最多在准备每一个人进入过去的种种 sādhanā 或练习。透过身心每一个角落、每一个细胞把这里的观念活出来，"全部生命"才可以变成我们自己的亲身体验，甚至成为我们自己，而不光是让我们记住一连串的观念。

　　一个人有了这样的领悟，自然明白事实跟原本想的又是颠倒。"全部生命系列"所带来的一切理论，最多只是来协助自己实际经过的经验，也就是领悟。

　　就算你可能没有读过也没有听过"全部生命系列"的任何一句话，但可以做里面提到的种种练习，而且完全投入，完全集中在其中一个练习，你自然可以领悟到这里想转达的全部观念。

　　这些练习，就是有那么大的作用。但愿你不会错过这一生来最大的机会。

练习七：

失眠，或其他任何负面的
状态，我都可以接受

　　夜里起来，或是失眠，通常我们会紧张。尤其如果隔天还有事，或担心自己长期睡不够，早上醒来会很不舒服，那么半夜醒来，难免会心慌，不知道该怎么办。

　　我在《好睡》也提过，其实人并不需要睡那么多，不见得需要连续睡八个小时。我们睡到一半，如果醒过来了，大可该做什么，就做什么，把它当作正常。想看书也好，想喝水也好，离开卧室，离开床，就去看书，去喝水。甚至，只是躺在床上发呆也很好。

　　已经熟练的朋友，自然发现失眠的重要性愈来愈减少。做到最后，我们其实不需要起身，不需要换个环境，而是在睡不着的当下，做一个"样样都可以接受"

的练习——接受自己有失眠的状态，甚至可以把失眠当作身心转变的一个契机。

这个练习，也只是躺在床上，欢迎"自己没办法睡觉"。

把心态转过来，欢迎自己睡不着，这是最好的练习机会。练习什么？——接受。接受一切。接受自己没办法睡着。知道自己的状况是没办法睡觉，而我可以接受。

不断地，有念头，可以接受有念头。有情绪，有萎靡，可以接受有情绪，有萎靡。有奇奇怪怪的念头，心里酸，心痛，各式各样的，都接受。眼前不舒服，有什么，就接受什么。倒不需要去踩个刹车。

就是踩不了刹车，这种负面的情绪或萎靡浮了出来。没关系，让它浮出来，不要去抵抗它，可以接受它。甚至做到最后，看可不可以欢迎它。It's OK. ——我们知道它也就是一个好转反应，就让它浮出来。

可以接受，我们最多也只是肯定生命最大的蓝图。肯定站在整体，一切都是完美。包括眼前表面的不顺，一样都是完美。

眼前就是有些好转反应，我们也让它浮出来。把失眠也当作好转反应，是身体调整的经过，是必须要有的，让它反映出来。

也许躺在床上半个小时睡不着，也要半小时都做这样的练习。

就是躺到天亮都睡不着，也要到天亮都做这样的练习。

没有事，试试看。

这种心态的转变，这种接受的功课，其实自然会让我们的念头、情绪和反弹踩一个刹车。很多朋友这样练习，不知不觉就睡着了。但是，也有些朋友虽然还是睡不着，但也会发现失眠的严重性，跟过去所认为的相比，真的不是那么大。甚至，也就消失了。本来失眠后，隔天白天头会发胀或发麻，现在，他会发现连这些现象也消失。虽然晚上好像有睡，又好像没有睡，但他醒来发现，隔天什么事都没有。

我在《好睡》也说，这完全是心态的改变——对睡眠，不再那么重视，我们也就可以轻松接受眼前所带来的一切。

这个功课，我认为相当重要。我过去遇到许多失眠的朋友，透过这个功课，不光帮他们改善失眠，接下来为他进入身心的转变，也同时建立了一个基础。

练习八：
感恩的练习

　　我们走到这里，已经知道"全部生命系列"所带来的各式各样的练习，其实是随时可以做。倒不需要像静坐或其他练习，要刻意排除所有事，特别排出一个时间、地点才能练习。

　　这样的安排，本身含着一个理解：练习，最多只是提醒自己——本来就是的，本来就有的，本来就在的。假如没有随时提醒，我们很容易被人间的烦恼或事情带走。我才会说，这种练习或修行是我们随时可以做，而也是随时都要做。

　　前面讲的这几个睡前、睡醒的练习，也就是在准备我们一整天的意识状态。反过来，白天做的练习，也刚刚好在准备我们夜间进入睡眠。

最好、最主要的练习，也就是前面讲的"我—在""I-Am"的练习。但我发现，用"我—在"的练习，有时候我们还是会忘记自己和周边，和任何其他人其实从来没有分开过。假如我们不懂这一点，而不断透过"我—在"提醒自己真正的身份，有时候可能忘记——除了"我—在"要提醒的一体，没有其他的体。

从我个人的角度，这时，还可以再做一个相关的练习作为提醒，也就是感恩的功课。

回头看感恩的功课，我从《真原医》到"全部生命系列"的作品都一直带出来。但是，在这里让我试着用感恩的功课，一起进入一个更深的层面。

首先，什么叫作感恩的练习？

其实感恩的练习或功课，最多也只是"谢谢""Thank you."

感恩的练习，是从早上一睁眼，开始有念头，就让这两个字浮出来。最踏实的方法，也就是透过观想，将全身每一个部位，从头顶到脚底都观想起来，而对每一个部位表达感谢，说——谢谢。

这种感谢要诚恳。假如我们对身体的部位在做感恩，就全心投入那个部位。就好像对那个部位的细胞顶礼，感谢它在这一生一路支持我们，辅助我们走到今天这里。是透过这个部位，我们才可以得到一种身心的共生存。这一点，过去一忙，完全被忽略掉了。

这种感恩，含着最高的肯定，也自然含着忏悔，也就是表明——过去这一生都忽略了，而我透过感恩的功课，希望能做一个弥补，一个修复。

这种功课，对我们一天的基础非常重要。我才会提醒你不要太快扫描过去，而是比如在床上躺个十五分钟，让这个功课彻底和身心互动，建立一个基础。

接下来，无论刷牙、上洗手间、洗脸、吃早餐、穿衣服、搭捷运、走路、在办公室遇到人、处理事⋯⋯我们只要想起来，就做一个感恩或肯定的功课，而这个功课最多是两个字——谢谢。

遇到不愉快的人，不愉快的事，这时如果我们还能做感恩的功课，其实有最大的力量。不光是在情绪上踩一个刹车，而且自然会把我们带到心的层面。接下来，是透过心，帮我们处理眼前的事，应对眼前的人。

透过这种功课不断地做，我们自然会发现样样都很平常，情绪的起伏会愈来愈小。一天做下来，感恩的功课和"我—在"的功课也就打成一片，接下来变成两面一体。

感恩的功课，一方面让我们的情绪不断踩一个刹车，得到一个回转。回转的结果，最多也只是承认自己本来就在家，倒不需要再加上一个寻找的念头。最多，我们只是透过谢谢或"我—在"为自己做一个提醒。一天下来，做到最后，自然把自己交给睡眠，而醒和睡之间的差异也跟着减少，甚至消失。

我们从早到晚，无论遇到好事、坏事，最多是随时用"谢谢"这两个字来面对一切。谢谢，最多是带来一种肯定。肯定什么？我们肯定宇宙不会犯错，肯定一切都是刚刚好。我们肯定自己有一个更深的力量，远远大于小我可以想象的。

这种肯定，自然会带出一种善意，它本身也是一种最高的服务瑜伽。感恩，让我们身心随时可以合一，而产生一种从心流出来最高的共振，自然让我们住在一体。让我们随时体会到——站在一体，我们只可能对周边友善，只可能服务周遭的众生，因为友善或服务的对象，其实最多也只是自己。

我过去才不断地说，任何善意，并不是对外，最多只是对内。我们心中很自然、很自在的善意，最多也只能让我们做善事、做好事。我才再三提醒，服务瑜伽倒不需要我们刻意去找善事来做，而只要把自己交出来，不断提醒自己本来就是一体，最多也只可能是一体。接下来，我们每一个动作点点滴滴都是善意的，都对周边的众生有帮助，都对环境带来一个正向的能量，为宇宙整体带来一束光。

这种最诚恳的善意，倒不会去区隔所要做的善事是大或小，或者在人间有什么重要性或意义。

一个人不断地感恩，自然会进入我过去所说的平等心。样样，无论好坏、事情大小、严重不严重、多大的喜事，假如我们随时可以感恩，面对样样事情，自然可以消化它的重要性。这样一来，我们也不知不觉把样样看成平等，多一点或少一点好像也不会那么在意。感恩的练习，自然让我们进入平等心。

透过平等，我们自然发现每一个状态，无论是白天清醒或夜里无梦深睡都是一样的。甚至，连我们白天清醒所看到的一切，和睡觉也没有差多少。我们懒得去分析，或再去说明它的重要性。最多，我们在不知不觉间，发现自己又停留在注意或知道的前面，也就是觉。

感恩的功课，如果我们彻底去做，不光带来平等心，也自然而然让我们进入觉——最原始的觉。

透过这种心情，面对睡眠和面对任何状况都是一样的。睡眠或失眠的重要性，当然也就消失了。这是相当关键的观念，假如一个人可以用这种理解、这种领悟、这种心情来做，也自然就一路走到底。

我才会不断地讲，一个人随时可以肯定，可以感恩，守住这一点，就可以一路把我们带回家。

我想，这样子解释也许可以帮助你投入感恩的功课。可能你现在回头看，过去所做的感恩，本来就含着这些深的意义。只是如果当时就讲出来，我们也不见得能够理解。

这种感恩的功课只要做，一个人一天下来会很好过。就是遇到困难，或者过去的痛苦透过记忆浮出来，我们还是不断感恩。感恩到最后，也自然和"我—在"的练习连起来了。感恩、肯定、平等、宁静、沉默——一个人不断练习感恩，全部这些都变成理所当然而随时都浮出来。一个会带出全部，而全部会包含每一个。

只要我们不断练习，也就发现练习的结果和练习的出发点是分不开的。

假如我们这一生下一个很大的决心——接下来的人生，无论遇上了好事、坏事，在人生的每一个角落随时随地都练习；一天24小时，无论白天清醒或晚上睡觉，一样随时都在练习——这练习，从来没有离开过我们这一生下的决心，那么，我们也就发现其实自己老早已经在家，也会明白"全部生命系列"所谈的都是真的。我们早就找到自己真正的身份，清楚自己到底是谁。

到这里，前面所讲过的我们就是他，我们自己就是一直以来所要找的答案——也变得是明白再明白，是再理所当然不过了。

接下来，我们要怎么活，怎么做已经不重要。只要还在想要怎么活、要怎么做……这些念头还在起伏，我们也自然知道只需要回到练习，而且，最好是回到练习。

用这种心情，我们度过一天。它本身会是最好的一种准备，让我们接下来面对睡眠。

结语

我们一起走到这里，我最多只能充满着感激来感谢你，有那么多耐心和决心，可以配合我的步调，而让我可以分享本来语言不可能表达的层面。

几年前，我连想都不敢想，自己会扮演这个角色——用一个个作品展开意识谱的科学，并且做一个详细的说明。不光我没想过要留下任何一个作品，没有期待过写任何一本书，更是因为我个人其实没有资格扮演这个角色。我可以做的，最多只是拿个人的一点体验来做分享。

没想到，生命非带着我走不可，而且让我探讨这个语言不可能表达的层面。

常有朋友问我，什么时候会用其他的语言，例如英文来同步分享？他们会这样问，因为知道英文和葡萄牙文才是我最熟练的语言，倒不是中文。甚至，假如我用英文，会表达得更贴切而精准，更可以充分转达我的用心。

有些朋友也常听我开玩笑，说人类有史以来，我大概是少数几个作家，因为自己语言能力的限制不光需要用口述来写作，而且完成后，也读不了自己的作品。即使如此，我还是很清楚地知道，我不会主动再翻译这些作品，或另外用英文去分享。我彻底知道，全部这些作品没有什么价值，值得我再去扩大读者群或听众群。再怎么表达，无论用哪一种语言，我所讲的一直都是我们本来都有的本质。既然如此，又何必再进一步做更多的说明？

其实，就连用我不熟悉的中文来口述（我也不晓得自己为什么会这么做），好像也是多余的。对我而言，没有一个目的可谈。最多只是让生命带着我走。走到哪里，最多也就是在那里。我其实没有什么用意，更不用讲在这过程中有什么规划，或有什么想表达的重点。

为什么我会用中文来表达，连我自己也觉得相当奇妙，最多只能笑。假如非得要有一个头脑的解释，我最多也只能说，想到东方人（尤其华人）继承了古人最大的宝藏，却不知道如何活用，实在是太可惜了。

举例来说，佛陀所留下来的话，在起源的尼泊尔和印度，有些都失传了。没想到透过华人的文化还流传到现在，而且可以转到各地，包括西方世界。更不用谈道家和儒家，一样都是人类最珍贵的宝藏，也是靠华人的文化一代代传下去，好像从来没有中断过。

最遗憾的是，虽然过去有那么多大圣人引导我们，随时在真实的门户等着我们，我们却非要复制西方偏重物质的文化，而将这些宝藏当作遥不可及，认为跟自己不相关，最多只是引用文字的表面。我们明明有这么珍贵的宝藏，却要一味地和西方在物质上竞争，还想做得比他们更好。也就这样子，我们把自己那么可贵的文化根源都忽略掉，甚至忘记了。

在这个过程，我们自然也把大圣人这种无限大的意识状态，缩小成人间的一个小小的范围。我们受西方文化的影响，认为自己最多只能活出一种狭窄的不自由，一个局限的小角色。这么活出来的最多只是重复自己所认知的制约，再加上西方文化所转出来的制约和二元对立。

当然，我这么勉强为"全部生命系列"赋予一个角色，一样还是头脑在运作，可能又只是进入一种无事生非的状态，而可能根本与"全部生命系列"更大的蓝图一点都不相关。

回到睡眠，我在《清醒地睡》中用最诚恳的方法，将睡眠当作修行最宝贵的工具。希望透过睡眠，我们可以彻底得到身心的转变，而亲自活出前面所谈的永恒和无限。

也因为这样子，我才会把睡眠这个题目安排在"全部生命系列"的后面。这个作品，不光和过去圣人的作品一致，而且可以利用睡眠这个新鲜的切入点，将你我带到真实的门户。

假如你可以接受这几句话，可以配合"全部生命系列"到目前为止的理论和练习，并且将两者结合，我最多也只能恭喜你。我知道，你走到这里，就像我过去所讲的，已经彻底知道自己没有一个回头路。就是有回头路，我相信你也不可能想回去。

最终，我的希望是你不光可以为自己的生命做一个全面的整顿，得到一个全新的开始。接下来，你还可以友善地影响到周边全部的众生，活出你自己内心最完美、最明亮的一束光。透过你个人的行为和状态，照亮这个世界。

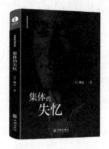 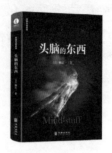 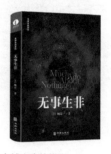
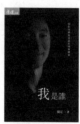 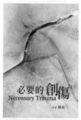 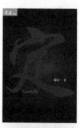
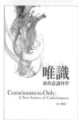 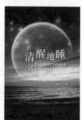 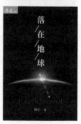